科学备孕系列丛书

生病的我怎样备孕

主编 孙爱军 孙 晓
段 洁 赵银卿

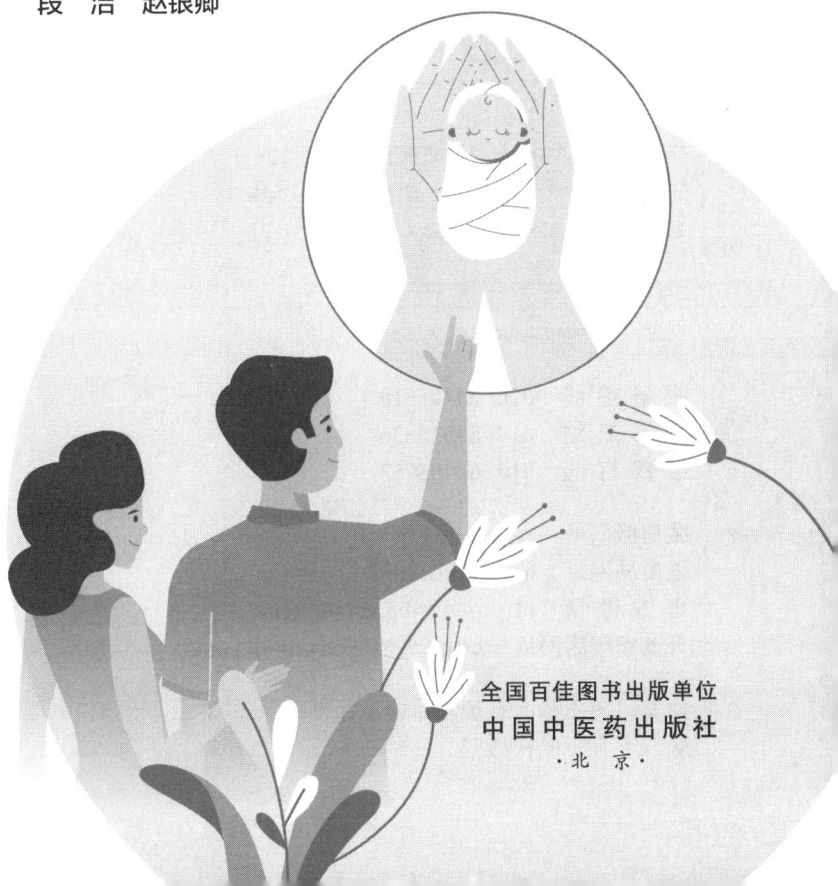

全国百佳图书出版单位
中国中医药出版社
·北 京·

图书在版编目（CIP）数据

生病的我怎样备孕 / 孙爱军等主编. -- 北京 : 中国
中医药出版社，2025.6. --（科学备孕系列丛书）.
ISBN 978-7-5132-9348-8

Ⅰ . R169.1-49

中国国家版本馆 CIP 数据核字第 20258QM026 号

中国中医药出版社出版

北京经济技术开发区科创十三街 31 号院二区 8 号楼
邮政编码　100176
传真　010-64405721
河北新华第二印刷有限责任公司印刷
各地新华书店经销

开本 880×1230　1/32　印张 5.5　字数 128 千字
2025 年 6 月第 1 版　2025 年 6 月第 1 次印刷
书号　ISBN 978 – 7 – 5132 – 9348 – 8

定价　29.80 元
网址　www.cptcm.com

服 务 热 线　010-64405510
购 书 热 线　010-89535836
维 权 打 假　010-64405753

微信服务号　zgzyycbs
微商城网址　https://kdt.im/LIdUGr
官 方 微 博　http://e.weibo.com/cptcm
天猫旗舰店网址　https://zgzyycbs.tmall.com

如有印装质量问题请与本社出版部联系（010-64405510）

《生病的我怎样备孕》
编委会

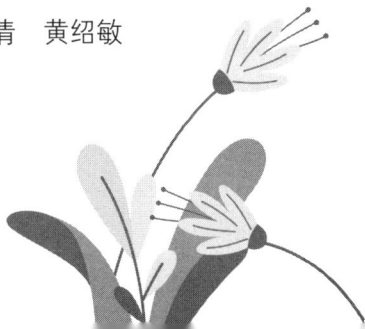

前 言

　　备孕是孕育新生命的起点，也是女性健康的重要阶段。然而，对于患有慢性疾病或身体状况欠佳的女性来说，这段旅程往往充满了挑战。《生病的我怎样备孕》为科学备孕系列丛书的一个分册，本书专为解答这类女性的疑惑而编写，旨在提供科学指导与信心支持。

　　本书突出中西医结合的特色，为具有特殊健康状况的女性量身定制备孕方案。从慢性疾病管理到饮食调养、心理调适和生活方式优化，内容系统全面，意在帮助女性应对备孕中的难题。书中详细分析了常见疾病对备孕的影响，并提供了个性化的调理建议，力求做到科学实用。

　　西医以精准诊疗守护女性生殖健康，中医则从整体调理入手，通过扶正固本改善身体状态。本书充分发挥两者的优势，将传统智慧与现代技术相结合，为备孕女性提供全方位的健康支持。

　　此外，书中还特别强调了心理健康的重要性。备孕女性常会面临情绪波动和心理压力，而积极的心态是顺利备孕的重要保

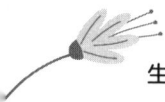

障。本书通过解析真实案例，帮助女性更好地调整心态、减轻焦虑，以更加自信从容的状态迎接新生命的到来。

生育是生命的延续，也是女性人生绽放的新契机。希望这本书能为更多女性点亮备孕之路，带来希望与力量，成为每一位备孕女性的贴心伙伴，为她们提供科学的帮助与温暖的陪伴，助力她们走向健康幸福的新生活。

编者

2024 年 12 月

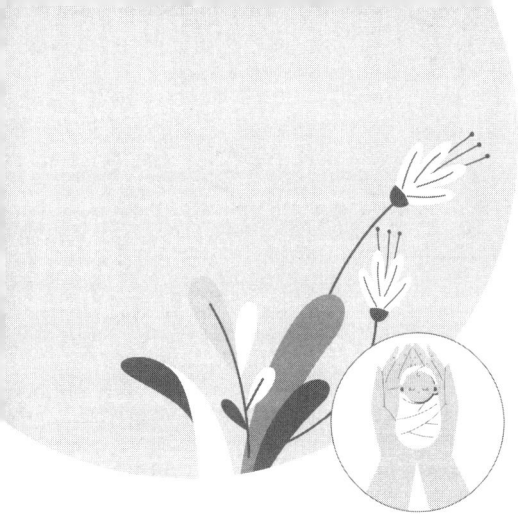

目 录

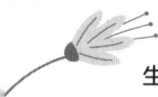

内科疾病备孕 …… 67

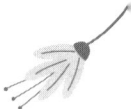

高龄备孕

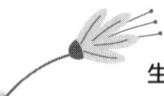

妇科疾病备孕

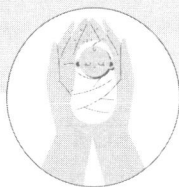

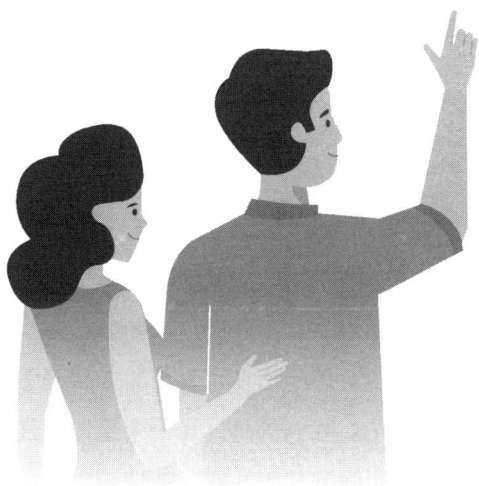

"大姨妈"迟迟不到访，我该怎么当妈妈

　　说起"大姨妈"，女生们那是又爱又恨。来也烦，因为她给生活带来不便——不能游泳、不能吃冰；但是不来更让人烦，担心身体是不是出了什么问题，会不会怀不上宝宝。"大姨妈"不来，还能当妈妈吗？要说清楚这个问题，我将从三个方面来展开。

♥ "大姨妈"迟迟不来的原因有哪些 ♥

　　要弄清楚"大姨妈"为什么不来，就要先知道"大姨妈"是怎么来的。在女生体内，卵巢每个月都会周期性地排卵，等待它的另一半准备进行"播种"。这个时候子宫也准备好了肥沃的"土壤"——子宫内膜，为可能的"播种"做准备。如果"播种"成功，那就是一个小生命的开始，"大姨妈"就不会来了。如果这个月没有"播种"，子宫就需要再换一层"土壤"，为下个月做好准备。换掉的"土壤"就是所谓的"姨妈血"，这一过程每个月都在周而复始地进行着。所以当"大姨妈"没来时，第一个需要考虑的就是我是不是怀孕了。这一点非常重要。如果确认没有怀孕，就需要考虑其他原因了。我们的身体是一个整体，任何一个部分出现问题，都可能会影响到"大姨妈"的造访。最先想到

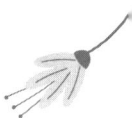

的就是卵巢和子宫的功能。如果卵巢出现问题，不能正常排卵（如多囊卵巢综合征、卵巢肿瘤或卵巢功能减退等），"种子"排不出来，"大姨妈"就不来了。子宫方面的问题也不能忽视。如果子宫不能提供肥沃的"土壤"（如宫腔粘连），自然不能结出好"果子"，"大姨妈"也会受到影响。大脑作为人体的"总司令部"，如果受到刺激，我们的"大姨妈"也可能来不了。例如，生活中受到巨大的精神打击、生活环境的剧烈改变、高强度的运动等，这些因素都会导致"大姨妈"不想来了。在这个减肥为王的时代，一些女孩减得太成功，"大姨妈"也有可能会消失不来了。除此之外，用于治疗其他疾病的药物也可能会延迟月经的到来。当发生脑垂体病变时，催乳素异常升高也会影响"大姨妈"的到来。另外，甲状腺和肾上腺的问题同样重要。如果这些腺体没有老实工作，无论是消极怠工，还是过分活跃，都有可能让我们的"大姨妈"来不了。

♥ "大姨妈"不来就不能当妈妈了吗 ♥

当然不是！怀宝宝实际上是妈妈的"卵宝宝"和爸爸的"小蝌蚪"结合后，在子宫这个"土壤"里安营扎寨的过程。所以，只要你的卵巢和子宫还可以正常工作，并且能够解决或者控制那些让"大姨妈"不来的因素，就有机会当妈妈。

♥ 如果"大姨妈"不来，我该怎么办呢 ♥

遇到"大姨妈"不来又想怀宝宝的情况时，建议找专业的医生进行咨询。一方面，"大姨妈"不来的原因有很多，作为业外人士是很难准确判断的。另一方面，怀孕要趁早。随着年龄

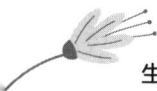

的增长，卵巢功能会逐渐下降，怀孕的成功率也会相应降低。因此，如果"大姨妈"不来且有想尽快当妈的愿望，建议尽早寻求妇科专家的帮助。

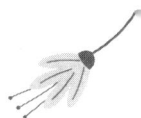

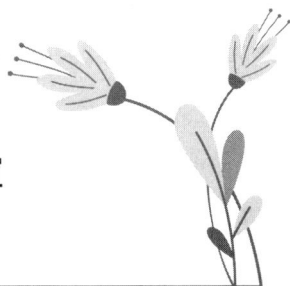

先打 HPV 疫苗，还是先怀宝宝

随着生活水平的提高，大家的保健意识也在逐渐增强，身边总是有人在问医生："我现在可以打 HPV（人乳头瘤病毒）疫苗吗？"当 HPV 疫苗与怀宝宝这件事相遇时，我们应该如何选择呢？是先打 HPV 疫苗还是先怀宝宝？这个问题可以分为三个部分来考虑：首先看看生宝宝的最佳时机是什么时候；其次看看 HPV 疫苗什么时候打合适；最后综合判断是先打 HPV 疫苗还是先怀宝宝。

♥ 生宝宝的最佳时机 ♥

女性的最佳生育年龄一般认为是 25~30 岁，超过 35 岁怀孕就是平时说的高龄产妇。实际上，女性在 25 岁以下或 30 岁以上生宝宝，都会增加出生缺陷、流产、早产以及其他不良妊娠结局的风险。夫妻双方的年龄分别处于 25~30 岁（女性）和 25~35 岁（男性），那就更完美了。对于计划要二孩的家庭，能要就早要。对于顺产的宝妈，在产后月经恢复正常且身体条件允许的情况下，考虑家庭的具体情况，可以在一年后再怀宝宝。而对于剖宫产的宝妈，再怀宝宝的时间最少要间隔 18 个月。女性的生育能力与卵巢功能密切相关。从出生起，卵巢里就储存了一

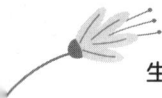

定量的卵泡，这一数量是固定的，并会随着年龄的增长而逐渐消耗。到了 37.5 岁，卵泡减少的速度会加快，医学上将这种现象称为"折棍现象"。同时，随着年龄增长，低质量卵泡的比例也会增加。因此，年龄是评估卵巢功能的最主要指标，年龄太大的确不利于生宝宝。

💜 HPV 疫苗什么时候打 💜

HPV 是人乳头瘤病毒的缩写，它与宫颈癌的发生密切相关。然而，HPV 共有 200 多种类型，并不是每一种都和宫颈癌相关，其根据有无致癌性分为高危型和低危型。与宫颈癌相关的就是高危型，一共有 13 种，其中 16 型和 18 型诱发癌变的风险最高，占所有宫颈癌病例的大约 70%。而与宫颈癌无关的就是低危型。而低危型 HPV 则主要引起生殖器疣等良性病变，约 90% 的生殖器疣是由 6 型和 11 型 HPV 引起的。我们通常所说的 HPV 疫苗就是针对这些特定类型的 HPV 病毒的预防针。目前市面上有 3 种不同种类的 HPV 疫苗，分别是二价、四价和九价。这里的"价"指的是能够预防的 HPV 病毒类型数量，具体来说：二价 HPV 疫苗可以预防 16 型和 18 型这 2 种高危型 HPV。四价 HPV 疫苗在二价的基础上增加了 6 型和 11 型 2 种低危型 HPV。因此，二价和四价 HPV 疫苗在预防宫颈癌方面的作用相同。九价 HPV 疫苗在四价的基础上又增加了另外 5 种高危型 HPV，提供了更广泛的保护。

接种年龄上，二价、四价和九价 HPV 疫苗均适用于 9~45 岁的女性。这 3 种 HPV 疫苗的全程免疫程序都是在半年内完成 3 次接种。疫苗的接种肯定是越早越好，HPV 疫苗也是如此，最好是

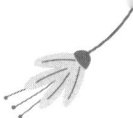

在接触 HPV 之前就进行接种，以获得最佳的保护效果。HPV 疫苗主要是通过诱导我们的身体产生对抗 HPV 病毒的物质（抗体）来发挥作用的。完成全程免疫后，可以观察到较高的抗体滴度。但是科学家发现，9~17 岁女性接种二价和四价 HPV 疫苗后产生的血清抗体滴度是 18~26 岁女性的 1.5~3 倍，而 18~25 岁和 26~45 岁女性的抗体滴度相似，所以说，越早接种效果越好。不过，孕妇不建议接种 HPV 疫苗，如果在接种期间发现自己怀孕了，也不需要流产，只需暂停接种计划即可。对于哺乳期女性是否可以接种 HPV 疫苗的问题，虽然科学家在乳汁中没有发现 HPV 抗体的存在，但是由于针对哺乳期女性的研究非常少，所以其安全性没法进行评估。因此，哺乳期女性需要谨慎选择是否接种 HPV 疫苗。

怀宝宝和打疫苗是需要分开进行的。当判断是应该先打 HPV 疫苗还是先怀宝宝时，年龄是决定因素。25 岁之前建议先打疫苗，既可以完成 HPV 疫苗的接种，带来最好的免疫效果，又可以等待最佳生育年龄的到来。30 岁以上，就建议先怀宝宝了，以免错过最佳生育年龄所带来的各种问题。而 25~30 岁的女性，可以根据自身的生活和工作情况自由选择。无论是先打疫苗还是先怀宝宝，都是可以的。

卵巢功能不好了还没生娃，我该怎么办

生娃有什么必备条件？

卵子——"织女"

精子——"牛郎"

输卵管——"鹊桥"

子宫——"婚房"

受精的过程就好比牛郎与织女在鹊桥上相会，来自妈妈的卵子从卵巢出发，与来自爸爸的精子在输卵管中相遇，结合形成受精卵，最后向宫腔游走，幸福地在子宫这个"婚房"里扎根。所以，卵子、精子、输卵管和子宫是怀孕的四大要素。

♥ 卵巢的生育功能和内分泌功能分别是什么 ♥

卵巢里含有上万个原始卵泡细胞，它们逐渐成熟后会排出卵子。另外，卵巢还可以分泌雌激素和孕激素。这两种激素就像肥料一样滋养着子宫内膜这块"土地"，让它日益肥沃，有利于受精卵的着床。因此，卵巢在生育过程中扮演着举足轻重的角色，是生娃的大功臣。

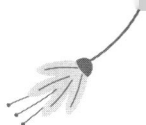

❤ 卵巢功能不好了，还没生娃该怎么办呢 ❤

卵巢衰竭是一个逐渐发展的过程，在早期仍有自发性排卵的可能性。随着年龄的增长，卵巢中的原始卵泡被不断耗竭，导致卵泡的数量和质量都明显下降。所以在卵巢功能开始走下坡路时，建议尽早备孕。

对于 35 岁以下的年轻女性，如果没有其他不孕的因素，可以通过监测排卵指导同房，必要时采用药物促排卵或人工授精；对于 35 岁以上的高龄女性，则可以优先考虑辅助生殖技术，以缩短备孕时间，但需要根据自身情况选择合适的促排卵方案。

还有一部分女性，因患有乳腺癌、淋巴瘤、妇科肿瘤等疾病，即将进行影响卵巢功能的治疗，或者存在如卵巢巧克力囊肿这类导致生育率下降的高危因素，在目前无法完成生育的情况下，可以通过胚胎冷冻、卵母细胞冷冻甚至是卵巢组织冷冻等技术来保存生育功能。但这些方法存在技术伦理、安全性等问题，国内仅针对有明确适应证的已婚女性提供此类服务。

胚胎冷冻技术是目前的首选方案，怀孕概率相对较高。而卵母细胞冷冻则避免了胚胎冷冻可能涉及的伦理和道德问题。对于卵巢不能进行激素刺激或者无法推迟治疗的癌症患者，未成熟卵母细胞冷冻就成了首选。卵巢组织冷冻则适合青春期前放化疗无法延迟及患有激素敏感性肿瘤的患者，但移植回人体的年龄不应超过 45 岁。如果卵巢功能已经彻底衰竭，无法提供卵子，那就只能通过赠卵、体外受精进行胚胎移植来实现受孕。此外，还可以尝试中药或者针灸来改善卵巢功能，但一定要去正规的医院进行治疗。

卵巢多囊样改变影响怀宝宝吗

临床超声检查提示卵巢多囊样改变，就是多囊卵巢综合征吗？卵巢多囊样改变影响怀孕吗？

♥ 什么是卵巢多囊样改变 ♥

卵巢多囊样改变是影像学上的描述，指的是卵巢体积增大，包膜回声增强，轮廓较为光滑，但间质回声也增强。在单侧或双侧卵巢中，各有 12 个或更多的卵泡，直径为 2~9mm，这些卵泡围绕在卵巢边缘，呈车轮状排列。值得注意的是，正常的育龄期妇女中，有 20%~30%的人可能会表现出卵巢多囊样改变。

♥ 什么是多囊卵巢综合征 ♥

多囊卵巢综合征是一种常见的妇科内分泌疾病，以雄激素过高、持续无排卵、卵巢多囊改变为特征。多囊卵巢综合征患者常常由于不排卵而导致不孕，因此，多囊卵巢综合征患者可能会遇到生育困难的问题。总结一下，卵巢多囊样改变是指卵巢的局部影像学表现，它并不等同于患有多囊卵巢综合征。单纯存在卵巢多囊样改变通常不影响生育能力。

明明"大姨妈"刚走，医生说我怀孕了

前几天，门诊来了一位名为小美的患者，她早晨起床后突然感到下腹痛，遂前来医院就诊。经检查，发现她已经怀孕了。当得知这个消息时，小美惊讶地说："我的月经明明刚走，怎么能怀孕了呢？"那到底有没有这种可能呢？今天我们就通过以下两个问题和大家聊一聊。

♥ 阴道出血是不是真的来月经了 ♥

一般情况下，女孩子每个月都会有月经，其间会出现阴道出血。但是我们需要分清楚阴道出血是否真的是月经，有没有可能怀孕。

月经有哪些特点呢？月经周期一般为 28 天左右，提前或推迟不超过 1 周；月经期出血平均 4~6 天；月经量方面，一般出血量不多，在 20~60mL。

我们平常要注意总结自己的月经规律。如果月经跟平常不一样，来的时间提前了，或者是来的量比较少，出血时间比较长或者颜色和以前明显不同（发暗或者呈粉红色），遇到这些情况要及时到医院进行检查，尤其是备孕期间的女性，首先要检查是不是怀孕了。检测方法有早孕试纸检测、抽血或者 B 超检查。此外，女性还要注意有没有早孕反应，比如恶心、呕吐、胃肠道不舒服、乳房胀痛等症状。部分女性如果怀孕还会出现嗜睡、下腹坠胀感等。

♥ 怀孕了也会出血吗？出血了会有什么样的情况呢 ♥

怀孕后通常会出现停经现象，即不来月经。然而，怀孕后也可能发生阴道出血，可能是以下几种情况造成的。

1. 受精卵着床的出血

一般出血量不多，通常发生在预计来月经前几天。

2. 生化妊娠

通过血液检查或者尿液检查发现怀孕，但临床上并没有形成真正的胚胎，可能会有一次类似月经的出血，这次妊娠也就结束了。

3. 胚胎发育不良

怀孕后，胚胎长到一定阶段，会出现胎心、胎芽，但有些胚胎到了时间还长不出胎心，则有可能是胚胎停止发育了。

4. 葡萄胎

葡萄胎是一种异常的胚胎发育，形态像葡萄粒儿一样。

5. 先兆流产

先兆流产是指怀孕早期（通常是怀孕 12 周以内），孕妇出现了一些可能流产的迹象，比方说少许阴道流血，但胚胎或胎儿还活着，妊娠尚未终止。通俗地说，就是"有流产的苗头，但不一定真的会流产"。一般建议进行保胎治疗。

6. 宫外孕

宫外孕导致阴道流血的原因主要是胚胎在子宫外（通常是输

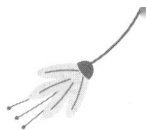

卵管）着床后，无法正常发育，引发局部损伤或破裂，导致出血。通俗来讲，胚胎没在该"住"的地方扎根，而是在"狭窄的地方"生长。这是一种比较危险的情况，如果不及时处理，可能会引起腹腔内大出血。

7. 宫颈疾病

这种情况在没有进行定期体检的女性中多见，如宫颈息肉或未及时发现的宫颈病变。

开头提到的小美，最后经过检查确诊为宫外孕。幸亏她及时得到了治疗，并没有发生严重的后果。因此，即使刚来过"月经"，也有可能怀孕！因为所谓的"月经"可能并不是正常的月经。

有多囊卵巢综合征，想怀孕，需要手术吗

门诊经常遇到多囊卵巢综合征患者询问，是否可以手术治疗多囊卵巢综合征？那么对于多囊卵巢综合征患者来说，手术的目的是什么呢？是否需要通过手术来促进怀孕呢？

♥ 针对多囊卵巢综合征的手术目的是什么 ♥

多囊卵巢综合征患者常伴有不孕，主要原因是其多存在排卵障碍，通过腹腔镜下卵巢打孔术，可以暂时破坏多余的卵泡，刺激卵巢内卵泡的成熟和排出，所以多囊卵巢综合征患者进行此类手术的主要目的是促进排卵，增加怀孕的机会，并不是对疾病进行根本治疗。

♥ 手术不是促排卵优选 ♥

手术属于有创性操作，可能会导致盆腔粘连或损伤卵巢组织，进而引起卵巢功能不全。此外，手术并不是对每位患者都有效，且会增加患者的经济负担。目前，对于多囊卵巢综合征患者的促排卵治疗，药物是首选方案。

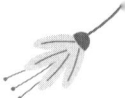

💜 多囊卵巢综合征手术促排的指征 💜

1. 药物治疗无效

经过规范的药物治疗后仍未实现排卵或妊娠。

2. 合并其他疾病

比如盆腔粘连、盆腔包块等情况，需要通过手术探查或治疗。

3. 特殊情况

偏远地区的部分患者因条件限制无法做到规范药物治疗。

总之，对于有多囊卵巢综合征且有妊娠需求的患者，建议首先考虑使用药物促排卵治疗，手术并不是最佳选择，除非在特定情况下确实必要。

我还没宝宝，怎么有乳汁了

女性通常在分娩后，乳房才会分泌乳汁。然而，有些没有怀孕、没有生娃的女性可能会发现乳罩上偶尔会有一片片潮湿的渍迹，用手挤压乳房时，还能看到像乳汁一样的白色液体流出。这是怎么回事呢？下面我们就来看一看。

❤ 乳汁分泌的机制是什么 ❤

乳房最重要的功能之一就是分泌乳汁，那乳汁是怎么产生的呢？

女性正常的乳腺结构由乳腺小叶、乳腺导管及乳头等组成。乳腺结构类似于一串串葡萄，其中"葡萄粒"的部分就是乳腺小叶，里面有乳腺的腺泡。当乳腺腺泡工作的时候，就会产生乳汁，乳汁通过类似"葡萄梗"的乳腺导管排出体外。

女性乳房的发育主要受到卵巢分泌的雌激素、孕激素的影响。雌激素主要促进乳腺导管（类似于"葡萄梗"）的增生，而孕激素则主要促进乳腺腺泡（类似于"葡萄粒"）的发育。乳汁的产生是在神经系统的调控下实现的，通过下丘脑-垂体-卵巢轴这一调节系统来完成。这个系统通过调节大脑中垂体分泌的催乳素水平来控制乳汁的分泌。

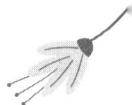

💜 什么是高催乳素血症 💜

在平常的时候，我们女性体内催乳素的含量很低。只能维持乳腺的正常发育，并不能引起乳汁的分泌。随着体内性激素水平的升高，通过反馈机制通知下丘脑怀孕的信息，进而刺激垂体增加催乳素的分泌。到分娩前，催乳素水平可以达到较高水平；尤其是分娩后，婴儿吸吮乳头的刺激会让母亲体内的催乳素始终维持在一个较高的水平，从而保证乳汁的持续分泌。

没有怀孕，没有生娃的女性，出现了乳汁分泌的情况，这是怎么回事呢？这可能是因为患上了高催乳素血症。高催乳素血症是指由于各种原因导致体内催乳素异常升高，进而引发一系列临床表现，如非妊娠期泌乳、月经紊乱（如月经稀发或闭经）、不孕以及低雌激素状态等。低雌激素状态的表现包括外阴萎缩、阴道干涩、对性生活缺乏兴趣、毛发脱落及体重增加等。个别患者还可能出现头晕眼花、视觉障碍，甚至癫痫发作。

高催乳素血症是产生了过量的催乳素。引起催乳素升高的原因有很多，大致可以分为以下四类。

1. 生理性的升高

比如精神紧张、运动、饮食、宝宝刺激乳头等，这些情况都是一过性的，暂时性的，大多不需要处理。

2. 药物性的升高

比如一些女性在服用抗精神、抗抑郁等药物的时候，也可能会引起催乳素的升高。这种情况建议去专业的医生那里就诊，看看能不能调换一下药物。

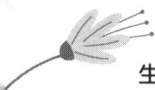

3. 病理性的升高

即我们的下丘脑、垂体等部位出现了问题，如垂体长出了垂体瘤，垂体瘤生长会导致催乳素异常增高。

4. 特发性的升高

在排除了上述三种原因后，仍然找不到明确病因的情况，一般认为可能是微小的垂体腺瘤尚未被检测到。

通过以上的知识提醒广大女性朋友：如果在还没有宝宝、没有怀孕的情况下出现了溢乳现象，应该及时去医院进行详细的检查。

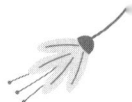

多囊卵巢综合征会遗传吗

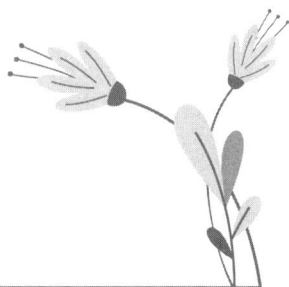

研究显示多囊卵巢综合征有遗传学因素，那么患多囊卵巢综合征的妈妈生的女儿一定是多囊卵巢综合征患者吗？

❤ 遗传病的分类有哪些 ❤

遗传病是遗传物质发生改变而引起的疾病，并按照一定的方式在上下代之间传递，目前临床常见的遗传病有染色体病、多基因遗传病、单基因遗传病。单基因遗传病主要受一对等位基因的控制，传递方式遵循孟德尔遗传规律，如苯丙酮尿症、地中海贫血、白化病等，因遗传性强，孕前需要做孕前遗传咨询。多基因遗传病是指由多对异常基因及环境因素共同作用而引发的疾病。每对基因的作用微小，但具有累积效应。这些基因的总和加上环境因素的影响，共同决定个体是否发病，如 2 型糖尿病、高血压等，这些是不需要进行孕前及孕期遗传筛查的，因为它们涉及多个基因且受环境因素影响较大。因此，重视后天环境因素的预防十分重要，包括健康的生活方式、合理的饮食结构及适当的体育锻炼等措施，可以有效降低发病风险。

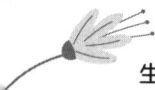

❤ 多囊卵巢综合征会遗传给女儿吗 ❤

目前的研究认为，多囊卵巢综合征属于多基因遗传病，环境因素对疾病的发生有一定的影响，如肥胖等。所以，多囊卵巢综合征患者的女儿不一定是多囊卵巢综合征患者。

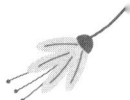

当备孕遭遇 HPV 感染

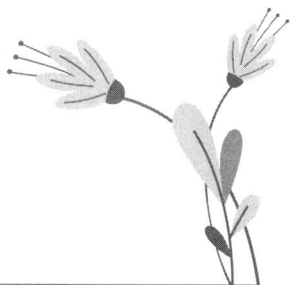

有的备孕姐妹做了宫颈癌筛查，发现 HPV 阳性，忧心忡忡，其实如果我们能正确认识 HPV 感染，就不会谈 HPV 色变了。下面我将从四个方面来聊聊关于 HPV 与备孕的相关性。

首先，我们先来认识一下 HPV。早在 1992 年，世界卫生组织宣布 HPV 是引起宫颈癌变的首要因素，这是德国哈拉尔德·楚尔·豪森教授的伟大发现，他因此获得了诺贝尔生理学或医学奖。HPV 是人乳头瘤病毒的缩写，目前的研究证实，HPV 只会感染人类，男女均可感染。根据 HPV 致病力的强弱分为低危型和高危型。低危型 HPV 一般不致癌，主要引起体表疣，比如尖锐湿疣，其中 6 型、11 型是比较常见的低危型 HPV。高危型 HPV 可能致癌，特别是宫颈癌，尤其是 16 型、18 型这两种亚型，人称"毒王"。建议一旦发现化验单上有高危型 HPV 阳性，需要尽快咨询妇科医生，完善必要的检查并进行诊治分流。

感染 HPV 不一定会得宫颈癌。据统计，80% 的姐妹会有一过性的 HPV 感染，其中大部分通过自身免疫力是可以清除的。只有持续的高危型 HPV 感染，经过多年才有可能导致癌变，所以及时发现 HPV 感染，就等于给了我们充足的防癌时机。在此

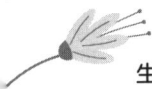

提醒姐妹们要定期做宫颈癌筛查。

感染 HPV 并不一定要治疗，目前的证据表明，70% 的 HPV 感染通过自身免疫力可在一年内消退，90% 在两年内消退，所以我们要提高自身的免疫力，吃好、睡好、心情好，这样我们的免疫力才能棒棒的！

HPV 感染是否会影响怀孕呢？让我们一起来脑补一下这个耳熟能详的神话故事吧。牛郎织女在鹊桥相会，相偎相依进入婚房，成熟的卵子就像织女，优质的精子好比牛郎，卵子与精子将会在通畅的输卵管结合，最后造人成功。其实 HPV 感染并不会影响怀孕的四大要素。

2019 年美国疾控中心明确指出，HPV 感染既不会增加受孕难度，也不会影响妊娠，更不会影响宝宝的发育，总结起来，HPV 感染不会影响宝宝的健康。那么，感染了 HPV 的小伙伴该如何备孕呢？需要牢牢记住以下三点。

第一，好好做妇科检查，包括外阴、阴道、宫颈的检查，还需要关注阴道微生态。

第二，必须做宫颈细胞学的检查，如果发现问题尽快治疗。

第三，必要情况下进行阴道镜检查，排除各种潜在病变。

阴道内部犹如一个复杂的"大江湖"，其中栖息着数以亿计的微生物。在这个生态系统中，乳酸菌扮演着最高统帅的角色，有效地维持着阴道内的平衡，抑制大多数有害细菌的生长。人体的奇妙之处在于，肠道有双歧杆菌来维护平衡，而阴道则由乳酸菌主导，确保其微生态系统的稳定。可是如果乳酸菌的"统帅"势力不稳，比如月经期或同房后八小时内、使用抗生素期间、进行不恰当的阴道冲洗、更年期雌激素水平下降或外来病原体入侵

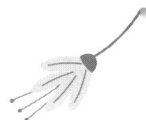

等，都有可能导致阴道内菌群失调，进而引起微生态的变化。此时，女性可能会面临多种感染的风险，如外阴白假丝酵母菌感染、细菌性阴道病、滴虫性阴道炎、支原体感染、衣原体感染或淋球菌感染等。面对这种情况，及时规范的治疗是必不可少的。因为阴道的微生态与HPV感染息息相关。研究表明，健康的阴道微生态能够增强机体对HPV的抵抗力。相反，当阴道微生态失衡时，HPV可能利用这一机会聚集一切可以聚集的力量，破坏宫颈上皮黏膜，将自身基因片段整合到宿主细胞中，从而改头换面并壮大自身力量。因此，治疗阴道炎症对于控制HPV感染及其潜在的健康风险非常重要。

如果宫颈细胞学检查正常的话，则需要根据HPV感染的类型来选择最佳的怀孕时机。总而言之，无外阴、阴道、宫颈病变的情况下可以尽快备孕；相反，有病变时需要先治病再备孕。

那么HPV感染会影响宝宝吗？HPV感染后能顺产吗？

HPV感染不会影响宝宝的生长发育，虽然宝宝可能出现皮肤疣、乳喉、乳头状瘤等症状，但大多数可以在一年内自动消除，而且不会增加不良妊娠结局的发生。目前已经有顺产、剖宫产的各种数据对比表明，在羊水感染率、脐静脉血感染率、宝宝感染比例及胎盘病理检查感染率等方面没有明显差异。所以没有必要因为HPV感染去选择剖宫产。产科大夫建议能顺产就顺产！

所以说，并不是感染了HPV就会得宫颈癌，对于备孕女性来讲，单纯的HPV阳性对怀孕及胎儿都没有什么影响，可以正常备孕。有些HPV阳性的姐妹想等到检查结果转阴后再

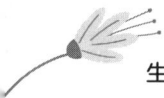

备孕，但这实际上是一个不可预知的过程，你完全不知道什么时候或者能不能转阴。如果无限期等下去而错过最佳怀孕时机，反而得不偿失。

归纳起来，HPV 感染莫要慌，妇科医生会为你进行细致的检查和治疗，并手把手教你如何备孕。

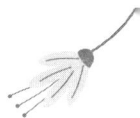

多囊卵巢综合征一定要治愈才能怀孕吗

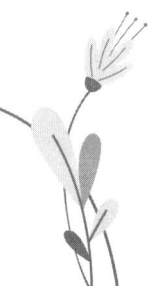

❤ 多囊卵巢综合征的病因及对生育的不良影响有哪些 ❤

多囊卵巢综合征的病因和发病机制不明确。有研究表明，它和多基因遗传病有关，还和不良的生活方式、化学药物、营养过剩等环境因素有关，故多囊卵巢综合征无法彻底治愈。

多囊卵巢综合征常表现为无排卵或者稀发排卵，从而导致不孕。多囊卵巢综合征通常存在性激素紊乱、代谢失调、肥胖等情况，从而导致黄体功能不全，以及孕后出现血栓形成的倾向，增加自然流产风险。

❤ 多囊卵巢综合征的治疗原则是什么 ❤

目前没有有效的根治方案，通常以对症治疗为主，须长期进行健康管理。根据不同年龄和个体需求，采取个体化的治疗方案。

1. 改善生活方式

肥胖型多囊卵巢综合征患者的生活方式调整，主要以低热量饮食、运动、减重为主，体重减轻 5%~10% 将有利于怀孕。瘦型多囊卵巢综合征患者的生活方式调整，主要以高蛋白饮食、运

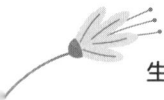

动增加肌肉含量为主，部分患者通过改善生活方式能够恢复排卵，自然怀孕。

2. 药物治疗

（1）稀发排卵者：使用孕激素、雌孕激素联合治疗以调整月经，部分患者能够自然妊娠。

（2）稀发排卵或无排卵者：选择一线促排卵药物，如来曲唑、氯米芬等，用于促排卵助孕。如果使用一线药物促排后有成熟卵泡排卵，但6~9个月未妊娠，建议行辅助生殖助孕。对于一线药物促排卵无成熟卵泡者，选择二线药物，如尿促性腺激素、尿源性卵泡刺激素、基因重组滤泡刺激激素、重组人促黄体激素等进行治疗。如果二线药物治疗有排卵，但6~9个月未妊娠，或者二线促排卵仍无成熟卵泡，则建议行辅助生殖助孕。

3. 辅助生殖助孕（试管）

应用一线、二线治疗失败，或存在其他试管指征时（如输卵管堵塞，或者是男方精子的原因，如弱精和无精等），应当考虑辅助生殖助孕。

4. 流产的预防和治疗

存在肥胖、胰岛素抵抗或者糖耐量异常者，需要进行孕前预处理，将导致流产的风险因素控制到正常或接近正常后再妊娠，可以降低流产风险。

5. 心理治疗

多囊卵巢综合征患者大多存在精神、心理方面问题，其中以抑郁、焦虑为主。这些心理因素容易导致神经内分泌紊乱，降低受孕概率。因此，健康宣教、心理疏导、行为疗法和家属的情感支持是非常重要的！

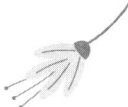

💗 多囊卵巢综合征患者不孕症的治疗流程是什么 💗

多囊卵巢综合征患者不孕症的治疗流程如下（见图 1）。

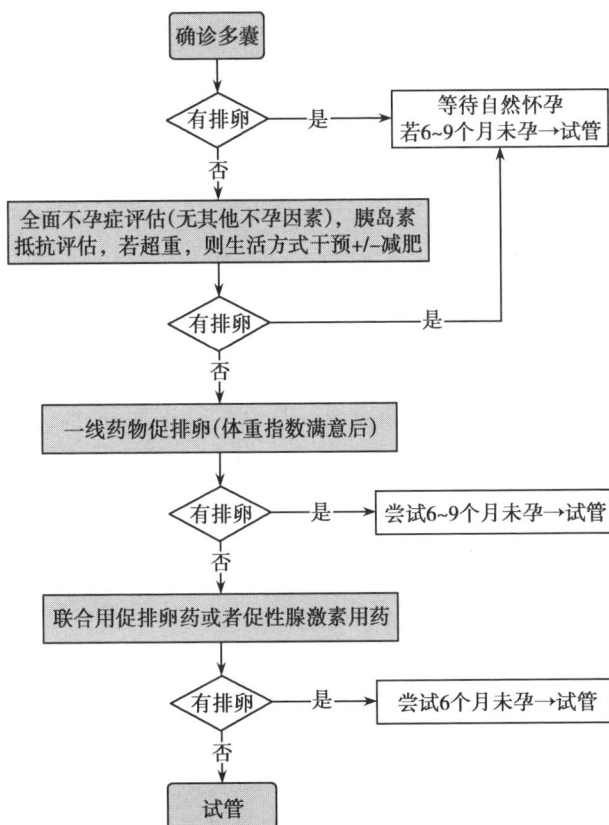

```
            ┌──────────┐
            │  确诊多囊  │
            └──────────┘
                 │
              ◇有排卵◇ ──是──→ ┌──────────────────┐
                 │            │   等待自然怀孕       │
                 否           │ 若6~9个月未孕→试管   │
                 │            └──────────────────┘
 ┌──────────────────────────────────┐        ↑
 │ 全面不孕症评估(无其他不孕因素)，胰岛素 │        │
 │ 抵抗评估，若超重，则生活方式干预+/-减肥 │        │
 └──────────────────────────────────┘        │
                 │                            │
              ◇有排卵◇ ──────是──────────────┘
                 │
                 否
                 │
 ┌──────────────────────────────────┐
 │    一线药物促排卵(体重指数满意后)     │
 └──────────────────────────────────┘
                 │
              ◇有排卵◇ ──是──→ ┌──────────────────┐
                 │            │ 尝试6~9个月未孕→试管 │
                 否           └──────────────────┘
                 │
 ┌──────────────────────────────────┐
 │  联合用促排卵药或者促性腺激素用药      │
 └──────────────────────────────────┘
                 │
              ◇有排卵◇ ──是──→ ┌──────────────────┐
                 │            │  尝试6个月未孕→试管  │
                 否           └──────────────────┘
                 │
            ┌──────────┐
            │   试管    │
            └──────────┘
```

图 1　治疗流程图

总之，在有计划妊娠之前，改善生活方式，心理调整后仍然无法妊娠者，可以选择促排卵治疗，或者根据情况选择辅助生殖助孕。

卵巢功能不好，有哪些原因

♥ 卵巢有哪些功能 ♥

1. 产生卵子并排出卵子

卵巢作为女性的性腺，一生大约有 30 万个卵泡生成，而能够发育成熟的卵子仅约 400 个。从女性青春期开始，体内的卵泡会逐渐发育成熟，但每个月只有一个卵子能够顺利排出，这些排出的卵子具有受孕的能力，其余的都会逐渐淘汰，或者根本没有发育成熟的机会。

2. 支持生殖及其内分泌

在卵子生长过程中，卵巢以分泌雌激素为主，而卵子排出后则以分泌孕激素为主。受卵巢分泌激素水平的影响，子宫内膜会经历增厚和脱落的过程，从而形成周期性的月经。卵巢分泌的雌激素和孕激素不仅维持着女性特有的第二性征，还促进女性性器官及乳房的发育，维持正常的月经周期，并有助于维持女性的容颜。

♥ 卵巢功能不好的原因有哪些 ♥

1. 月经初潮因素

月经初潮的时间与子宫内膜异位症呈现出一定的相关性，

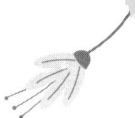

出现绝经的年龄与女性卵巢功能密切相关。

2. 免疫性疾病因素

女性因患有免疫性疾病（如风湿性关节炎），可引发体内免疫系统失衡，导致患者的卵巢组织内生殖细胞被误认为是外来异物而遭到杀伤和破坏，进而使其卵巢功能下降。

3. 感染因素

一些病毒（如腮腺炎病毒）可引起卵巢炎症或免疫性卵巢损害，导致卵巢功能下降，并使卵巢对垂体促性腺激素的刺激变得不敏感。

4. 染色体异常

染色体异常会造成始基卵泡在月经周期中的消耗异常增多，进而导致女性卵巢功能下降。例如，原发性卵巢功能衰竭和脆性 X［染色体］综合征等。

5. 心理因素

不良的心理情绪会减少免疫活性物质的分泌量，而强烈的情绪波动或巨大的精神刺激会使中枢神经系统受到影响，从而导致月经不调和卵巢功能下降。

6. 生活习惯

女性在日常生活中熬夜、吸烟、酗酒等都会干扰正常的卵巢功能，导致出现月经紊乱，这也是造成女性卵巢功能下降的因素之一。

卵巢功能减退，能修复吗

"如果我已经卵巢功能减退了，还能好转吗？因为我还年轻，还想再生一个。"这是我们医生在门诊经常被问到的一个问题。"能治好吗？能修复吗？我能再怀孕吗？"一连串的问题，非常急切。我们先来了解一下卵巢功能减退是什么意思。

💗 什么是卵巢功能减退 💗

简单地说，医学上的卵巢功能减退指的是卵泡池中卵子的数量减少和质量下降，导致卵泡发育障碍和排卵问题，从而影响女性的生育能力。卵巢功能减退是一个渐进的过程，并不是老百姓常说的"卵巢功能早衰"。卵巢功能早衰实际上是这一过程的最终阶段。

女性 25 岁后卵母细胞数开始加快减少，35 岁后这一减少速度进一步加快。这个功能下降曲线在某个点会急速下降，就像一根折断的棍子，医学上称为"折棍现象"。这个急剧下降的点通常出现在 35 岁左右。卵巢功能的下降是无排卵性不孕症的常见原因，严重影响患者的身心健康及家庭稳定。

如果女性在 40 岁之前出现月经异常，且血清基础 FSH 水平＞25IU/L，我们称为早发性卵巢功能不全（premature ovarian

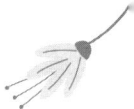

insufficiency，POI）。卵巢功能减退的过程就像一个下山的过程，其间一般有四个阶段：正常期、隐匿期、生化异常期和临床发展期。这个老化的过程是缓慢的，下下走走，有时候快有时候慢，有时候上升一点，有时候又加速下降，曲曲折折，有许多拐点，但总方向是持续下降的。

其终末发展阶段为 POI 终末阶段（既往称卵巢功能早衰），需满足：两次（间隔 4 周以上）检测血清基础 FSH 水平＞40IU/L，且闭经≥4 个月。这就是老人常常催婚的原因之一，正如俗语所说："过了这个村，就没有这个店。"错过了一些机会，可能就无法再找回。

卵巢功能下降只是卵巢储备量减少了，在到达终点之前有一个过程，其间只要有一个卵子发育长大，都有怀孕的可能性。即使在不完全衰竭时仍然可以怀孕，但自然受孕概率较低。我们要注意下降过程中的几个拐点，这是你的机遇哦！

卵巢功能减退后能好转吗？不能！那还能有怀孕机会吗？能，但自然受孕率低了。要加油了！年轻的你要记住，卵巢储备评估不能完全预测生育能力，但可用于指导生育治疗。

♥ 卵巢功能减退后如何备孕 ♥

如果有怀孕的可能性，应该如何备孕呢？首先，进行积极生育力评估。根据《美国生殖医学会指南（2021 年版）》，包括病史、体格检查和诊断性检查，了解其他方面的生殖功能是否异常，同时了解一下自己为什么会出现卵巢功能减退，以及卵巢功能减退到哪一步了。

接下来，一定要积极治疗，从导致卵巢功能下降的原因入

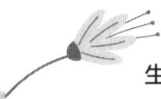

手。导致卵巢功能下降的原因有很多，比如染色体异常、卵巢发育不良、某些疾病等。同时，精神压力过大、体重因素等也可能影响卵巢功能。建议到正规医院接受专业治疗，采取科学的生活方式，药物方面可采用激素替代疗法或中药联合治疗。也可以口服氯米芬等促排卵药物，以达到排卵的目的。

在药物治疗过程中，也有卵巢复苏的可能性，不能一棍子打死。特别是在年轻且卵巢功能轻度下降的情况下，有20%~30%的患者可能会自然怀孕。所以说，要抓住机遇了解卵巢喜欢什么，不喜欢什么，比如改善饮食睡眠等生活方式，积极治疗相关疾病。

必要时，可以考虑通过试管婴儿等辅助生育技术来实现怀孕。有许多方法可以促进优质卵子的产生，如微刺激、自然周期，长方案短方案、拮抗剂方案等。对于年轻患者，即使卵巢功能较差，也有可能取得较好的妊娠结局。

总之，一旦发现卵巢功能有减退迹象，就要积极关注并及时治疗，到医院进行规范检查和治疗！

胖多囊和瘦多囊有什么区别

♥ 评判胖瘦的指标是什么 ♥

1. 体重指数（BMI）

$BMI = \dfrac{体重（kg）}{身高^2（m^2）}$。中国成人 BMI 标准：$18.5kg/m^2 \leqslant BMI < 24kg/m^2$ 为正常，$BMI < 18.5kg/m^2$ 为消瘦，$24kg/m^2 \leqslant BMI < 28kg/m^2$ 为超重，$BMI \geqslant 28kg/m^2$ 为肥胖。

2. 腰围

中国女性腰围 $\geqslant 85cm$ 为中心型肥胖，$80cm \leqslant 腰围 < 85cm$ 为中心型肥胖前期。

3. 腰臀比（WHR）

$腰臀比 = \dfrac{腰围（cm）}{臀围（cm）}$，$WHR > 0.8$ 为肥胖。

4. 体脂率（PBF）

体脂率是指脂肪占总体重的比率，它反映人体内脂肪含量的多少，$体脂率（PBF）= \dfrac{脂肪重量（kg）}{体重（kg）} \times 100\%$。对于女性而言，$18\% \leqslant PBF < 28\%$ 为正常，$PBF < 18\%$ 为消瘦，$28\% \leqslant PBF < 30\%$ 为超重，$PBF \geqslant 30\%$ 为肥胖。

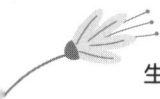

❤ 什么是胖多囊和瘦多囊 ❤

胖多囊是指那些在评判胖瘦的指标上超过正常范围的多囊卵巢综合征患者。而瘦多囊则是指那些体重在正常范围内或低于正常范围的多囊卵巢综合征患者，即不满足胖多囊标准的这类人群。

❤ 胖多囊和瘦多囊的区别有哪些 ❤

1. 体型

胖多囊是指 BMI≥24kg/m²，腰围＞80cm，WHR＞0.8，体脂率＞28% 的多囊卵巢综合征患者人群。而瘦多囊则是胖多囊之外的多囊卵巢综合征患者，它包括了体重正常和体重低下的这类人群。

2. 发病率

胖多囊的患病率为 30%~60%，通常以腹型肥胖为主。

3. 不孕率

胖多囊患者的不孕率更高，因为肥胖可能对卵泡中的颗粒细胞产生凋亡作用，导致卵泡发育不良。肥胖和胰岛素抵抗可以破坏卵泡发育，引起性激素异常，导致慢性不排卵。此外，胖多囊患者对促排卵药物反应较差，胚胎质量相对较差，做试管婴儿的成功率、怀孕率和活产率较低，流产率较高，妊娠并发症也较多。

4. 抽血检查结果

胖多囊患者黄体生成素（LH）、黄体生成素和卵泡刺激素比值（LH/FSH）没有瘦多囊患者那么明显。胖多囊患者性激素结

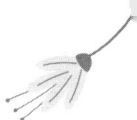

合球蛋白（SHGB）偏低。胖多囊患者高胰岛素血症、高雄激素血症发病率相对较高。

5. 远期并发症

胖多囊患者的远期并发症，如高血脂、高血压、糖尿病、子宫内膜增生甚至子宫内膜癌的发生率，明显高于瘦多囊患者。肥胖不仅影响体型，还会导致胖多囊患者的心理自卑感增加。

6. 治疗

胖多囊侧重于减重，"管住嘴，迈开腿"是关键。瘦多囊侧重于高蛋白饮食、适当运动以增加肌肉含量。合并有胰岛素抵抗的患者，胖多囊患者使用胰岛素增敏剂如二甲双胍的用量也比瘦多囊患者用量大。

多囊并不是肥胖者的专属，体型正常或者偏瘦的人也有可能患有多囊卵巢综合征。虽然均为多囊，但治疗上有所区别。因此，不管是胖多囊还是瘦多囊，都建议听从医生的指导和建议，选择适合自己的治疗方案。

卵巢功能早衰，想要小孩，吃点激素有效吗

众所周知卵巢是我们女性独有的重要器官，卵巢的重要性来自它的两个功能。

1. 内分泌功能

卵巢的第一个功能是分泌女性激素，包括雌激素、孕激素和少量的雄激素。这些激素在女性全身各个器官中起作用，最明显的就是我们每个月都要报到的"大姨妈"，这是雌激素、孕激素周期性作用于子宫内膜的结果。卵巢分泌的雌激素使我们的头发生长茂密亮泽，皮肤光滑水润，骨骼强壮，体重稳定，使女性更具女性特质，还能预防心脑血管疾病，对于我们的精神情绪也有调节作用。因此，可以说雌激素使我们女人更有女人味。

2. 生殖功能

卵巢的第二个功能是产生卵子并排卵。在胎儿期，卵巢上有600万到700万个卵泡，但是大家不要高兴得太早，这些卵泡会不断进入自我闭锁或凋亡的程序，出生时剩下约200万个。当我们到达青春期的时候，只剩下30万至50万个了。我们女性一生中只有400~500个卵泡能够真正发育成熟并成功排卵。所以我们卵巢中的卵泡就像我们手中的金币一样，弥足珍贵。成功排出的卵子在输卵管中等待精子，成功相遇的精子和卵子形成受精卵，

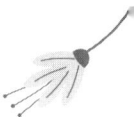

移至子宫这片"肥沃的土壤"上生根发芽，然后逐渐成长为胎儿。

随着社会节奏增快和生活压力加大，我们身边会出现越来越多卵巢功能早衰的女性朋友。卵巢功能早衰是指卵巢提早停止工作，既没有了内分泌功能，也没有了生殖功能。医学上诊断 POI 需要同时满足以下三点：第一，发病年龄＜40 岁；第二，月经停止≥6 个月；第三，激素标准在两次间隔一个月以上的血液检测中，FSH 均＞40IU/mL。

卵巢功能早衰的女性会出现各种症状：首先月经紊乱，甚至月经不来报到了，怀不上孕了；紧接着慢慢地可能会出现潮热、盗汗、睡眠不好、皮肤松松垮垮、心情烦躁抑郁、记忆力减退、反复出现阴道炎和尿道炎；远期还有可能出现骨质疏松、高血糖、高血脂、高血压，甚至阿尔茨海默病。

早衰的卵巢能恢复吗？很遗憾，目前尚无有效的方法恢复卵巢功能。但大家不用过分地担心，现在我们可以通过激素补充，不仅可以缓解低雌激素带来的症状，还对心血管疾病和骨质疏松具有预防作用。我们对卵巢功能早衰的姐妹补充天然的雌激素、孕激素，不仅能让"大姨妈"来，还能维持女性特有的魅力。

另外一个重要问题，我们卵巢中丢失的卵泡，就像我们手中丢失的金币，还能回来吗？答案是不能。除非有一种情况，我们手中还有一些残缺不全的金币，通过雌激素和孕激素的补充使环境改善了，偶尔也会排一次卵，但这种情况是十分罕见的。所以说，卵巢功能早衰的女性通过激素补充是不能够自然受孕的。

如果卵巢功能早衰的女性想要怀孕，应尽早到生殖中心就诊，由专业医生再次评估你的卵巢功能，判断是否可以通过促排卵或借卵的方式尽快进行试管婴儿，圆你当妈妈的梦想。

我还年轻呢，医生为啥会催婚

我在门诊的时候，曾经碰到一位二十四五岁的患者，月经失调来看病，手上拿着女性激素化验单来找我，一检查，发现卵巢的储备功能已经下降，我心里咯噔一下，着急地问她："结婚了吗？"她回答"没有。"我又问"有男朋友了吗？"她答道："有了。""那就快点结婚生宝宝吧！"我建议道。她奇怪地问："为什么？父母亲这几天在催婚，你们医生门诊也带催婚的吗？"为什么呢？

💙 卵巢是女性特有的人体器官 💙

卵巢主要管理月经和生育。也就是说：没有卵巢或其功能下降时，就会出现月经和生育问题。

我们的月经是由大脑中的一条生殖内分泌线路控制的，这条线路称为 HPO 轴，又称为下丘脑-垂体-卵巢轴。它就像火车轨道，保证火车在轨道上正常行驶，通畅、协调、有序地安全运行多年，直至轨道生锈了、滑不动了，就绝经了。

卵巢在这条管理线路中扮演着中层管理者（科长）的角色，承上启下，受命于上级（大脑下丘脑和垂体），同时指挥下级（子宫）。一个完整的指挥链条构成了公司的管理链。只有

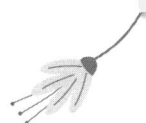

当管理轨道正常时，才可以保证"火车"（月经周期）的顺畅运行。

当卵巢分泌的性激素发生异常时，意味着中层干部工作不力，管理链条开始不顺畅，身体上表现为"大姨妈"的紊乱，包括时间、周期和月经量的改变，比如月经频繁、经期延长、月经量少或多，甚至2~3个月不来或长期闭经。这些症状就是"大姨妈"在"说话"了，告诉女主人，我有点不舒服了，卵巢也有点不舒服了，需要关心关心我了。

也可以这样说：月经是身体状况的信号，女性应予以关注。"大姨妈"就像一架深入敌人的侦察机，会告诉你深部卵巢的问题，帮助你了解卵巢的功能好坏。

❤ 卵巢的储备功能是什么 ❤

卵巢就像一个贮存了大量卵子的池塘，管理着我们的生育功能。在女性还是胎儿的时候，原始卵细胞数量近700万个；出生时减少到约200万个；而到了青春期，在女孩子花房一样的卵巢里，就只剩下30万至50万个了。而之后的一生中再也不会"补货"，属于稀缺资源。成年后大约剩下10万多个，其余的便自行退化，一生中一般只有400~500个卵泡能够真正发育成熟并成功排卵。

通常情况下，在每个月经周期中，只有一个优势卵泡能够成熟并排出。每个月可以有许多卵泡开始慢慢走向成熟，但最终成熟的只有一个，只有最健康的卵泡才有机会怀孕，类似于皇宫内的皇后娘娘，需要通过竞争获得资格。

我们女人每个月经周期都会消耗一批卵泡，即储备越来越

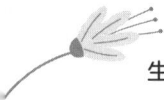

少。可以说，卵巢是"坐吃山空"，只有出的，没有进。每一秒，我们女性的卵泡都在消耗和凋亡，只是有些人慢，有些人快，有些时候慢，有些时候快。

卵子的老化不仅影响数量，还影响质量。这种质量的下降在有了试管婴儿技术的今天是直观可见的。年轻健康的卵子在显微镜下看起来像一颗珠圆玉润的葡萄，葡萄核就是遗传物质，而老化的卵泡就开始变得不那么饱满，一点一点变成葡萄干，直到失去繁衍的能力。

♥ 卵巢也有属于她自己的"年龄" ♥

卵巢年龄由其中卵泡的数量和质量决定。有一定的数量和好的质量的卵泡才能维持正常的卵巢功能，从而管理好月经周期和维护好生育能力，才能有机会与精子相遇。有时候，尽管你的生理年龄还年轻，但卵巢可能已经先老化了。你可能会说："我身体好，才24岁。"可残酷的是，你的卵巢年龄可能已经相当于40岁的水平了！遗憾的是，这种情况有时会在不经意间发生。

现在知道为什么门诊医生会着急催婚了吧。因为即使你的生理年龄还年轻，卵巢年龄也未必同样年轻。记住，月经会说话，关注健康，关注月经，要及时到医院检查，以便了解自己的卵巢功能和"卵巢年龄"哟！

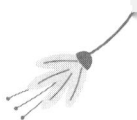

"大姨妈"基本不来，还能要娃吗

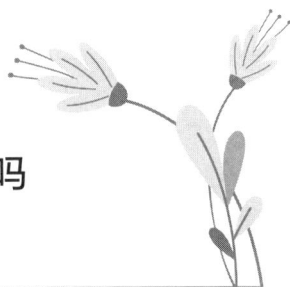

"大姨妈"是女人们又爱又恨的"亲戚"，恨她每月来一次，这不能做、那不能吃；爱她则是因为和女人们生娃当妈有着很大的关系。女人们常常担心："哎呀，'大姨妈'怎么还不来呀？我还想要孩子呢，还能要得到吗？"

"大姨妈"的大名叫作月经，顾名思义就是一个月经历一次。当每个月经周期开始时，卵巢会募集一批卵子，随着卵子的逐渐长大，开始分泌雌激素和孕激素，从而刺激子宫内膜生长增厚。经过筛选和淘汰，最终一个卵子成熟并排出卵巢。如果排出的卵子遇见了心仪的精子，就受精形成胚胎了；怀孕期间，月经会停闭，进入漫长的怀胎十月的阶段。而如果排出的卵子没有遇上心仪的精子，逐渐凋亡，雌孕激素急速下降，增厚的子宫内膜支持不住发生脱落，第二个周期的"大姨妈"就出现了。

"大姨妈"基本不来，那就可能是没有募集到卵子、卵子不能生长成熟排出，或者是激素紊乱，或者是子宫内膜炎症，或者是宫腔操作导致内膜受损。

要娃就像栽花种草一样，一定得有种子（成熟排出的卵子）、土壤（功能完好的子宫内膜）、阳光空气和水（协调的激素）。所以，"大姨妈"基本不来，无论是什么原因，对要娃都有影响。至于还能不能要娃，就需要去医院请医生进行专业评估！

温馨提示

姨妈不来原因多，查清是否要绝经；

绝经卵竭怀孕难，要娃一定趁年轻。

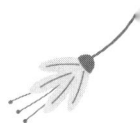

医生说我卵巢功能早衰，我能不能生娃

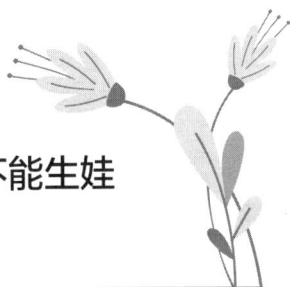

♥ 卵巢功能早衰能生育吗？什么是卵巢功能早衰 ♥

早发性卵巢功能不全（POI，既往称卵巢功能早衰）的诊断需要满足：年龄＜40岁，停经时长≥4个月，两次间隔4周以上检测血清 FSH 水平＞40IU/L。POI 可伴有雌激素缺乏的症状，如潮热、盗汗、乳房萎缩、心情烦躁、同房困难等。

♥ 卵巢功能早衰的分类有哪些 ♥

卵巢功能早衰分为原发性和继发性两类，原发性卵巢功能早衰是指从未有过自主月经，即从未自然来过月经。继发性卵巢功能早衰是指曾经自主来过月经，之后出现闭经。

♥ 卵巢功能早衰发生的原因有哪些 ♥

遗传性、自身免疫性、手术、放疗、化疗等医疗性原因，还有不良的生活环境等原因。其中，遗传性因素包括性染色体异常和基因变异两种。例如，性染色体异常性疾病 Turner 综合征是染色体异常导致的原发性卵巢功能早衰。正常女性的染色体数目为46条（46,XX），而 Turner 综合征患者的染色体数目为45条，

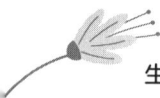

表现为"45，X"，即缺失了一条性染色体。

💜 卵巢功能早衰对女性的危害有哪些 💜

卵巢功能早衰患者不能充分分泌女性所需要的雌激素、孕激素及雄激素三种激素，可出现停经、不孕、更年期症状、反复阴道炎、性交困难、心脑血管疾病、骨质疏松和骨折等症状或者健康问题，严重影响女性的身心健康。

💜 卵巢功能早衰需要治疗吗 💜

需要专业医生检查，没有用药禁忌，应用雌激素和孕激素补充治疗。

💜 卵巢功能早衰能生育吗 💜

女性孕育需要的条件：男性的精子、女性的卵子、女性通畅的输卵管、孕育胎儿的子宫。

卵巢功能早衰不能怀孕的原因是卵巢功能衰竭，也就是说卵巢不能产生女性怀孕所需要的卵子。但卵巢功能早衰患者也有偶发排卵的时候，自然怀孕的概率大约5%，绝大部分是通过试管婴儿，借卵受孕，成功的概率在50%左右。

温馨提示

1. 卵巢功能早衰的定义

卵巢功能早衰是指年龄<40岁的女性，由于卵巢功能衰竭而出现各种雌激素水平降低和更年期症状的现象。

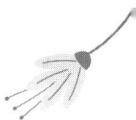

2. 卵巢功能早衰对怀孕的影响

严重影响女性的生殖健康，自然受孕率极低，大约5%。

3. 卵巢功能早衰如何助孕

建议通过试管婴儿技术进行助孕，特别是借卵受孕，其成功率约50%。

祝愿所有卵巢功能早衰的朋友：健康助孕！好孕无忧！

"大姨妈"不准时造访，会影响要宝宝吗

"大姨妈"是女人们又爱又恨的亲戚，来得勤时让人烦，不来又害怕，担心"大姨妈"不准时造访会影响要宝宝。

"大姨妈"就是女性一月一来的月经，指的是子宫内膜随着卵巢排卵及雌激素、孕激素的变化而出现的周期性脱落及出血。"大姨妈"初次造访，意味着女性已经具备了造娃的能力。

每次"大姨妈"来访，均意味着有一批卵子被卵巢选中，就像古代皇帝选妃一样，但最后只有一枚卵子有幸生长成熟排出，卵子排出后如果遇上了心仪的精子，受精怀孕，月经就将停闭至少 10 个月，然后迎来可爱的宝宝。而如果没有碰见心仪的精子，2 周以后，雌孕激素骤然下降，增厚的内膜失去支持、脱落，第二次"大姨妈"就再次造访了。

卵泡生长成熟（也就是卵泡期）需要 2 周，加上排卵后（称为黄体期）2 周，整个周期大约为 4 周，这是月经周期的基本框架。

所以，"大姨妈"不准时来，也就意味着提前来或推迟不来。那就可能是卵泡期或黄体期出现了问题。但是，黄体期相对是固定的，（14±2）天。也就是说，卵子被排出后，没有受精，就只有 2 周左右的时间伤心绝望。好好的"大姨妈"推迟不来又没

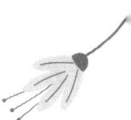

有怀孕，那就只能是卵泡期出了问题，比如卵泡募集得少、没募集到，或者卵泡生长得慢、长不大。宝宝是卵子和精子相爱的结晶，卵子出现问题，哪还有相爱的结晶呀！

"大姨妈"提前来。一方面，可能是卵泡期短，也就是卵泡生长过快或者还是小卵泡就排卵了，这都可能影响卵子的质量，从而影响怀宝宝或导致宝宝的发育异常，进而导致流产。另一方面，可能是黄体期短，精卵见面后没有足够的时间了解或了解得不是很充分，就不太可能结合或者结合后又"离婚"（生化、流产）！

因此，"大姨妈"不准时来是会影响要宝宝的！

那么，"大姨妈"不准时怎么办呢？好办！找医生呀！让医生为你找出原因，对因治疗就可以了！

"大姨妈"量少，是要绝经了吗

不知道从什么时候开始，大家都在关注着"大姨妈"量多还是少，"大姨妈"量一旦少了，就焦虑起来，担心是不是要绝经了？

这首先要从什么是绝经讲起。

什么是绝经呢？绝经，就是女性再也不来月经（"大姨妈"）了。但并不是说一两个月不来就算绝经。医学上对绝经是有明确规定的，指的是女性 40 岁以上，排除怀孕，连续一年没来月经。

其次，要知道女性为什么会绝经？

前面我们知道了"大姨妈"指的是伴随卵巢周期性排卵、卵巢分泌的雌孕激素变化从而出现的子宫内膜周期性脱落及出血。绝经呢，就是女性卵巢中的卵子排完了，卵巢功能衰竭，不再分泌雌孕激素，也就不会再出现子宫内膜的增殖、脱落。所以，绝经是由女性卵巢功能衰竭所引起的！

再次，要了解"大姨妈"量少的原因。

"大姨妈"量不是每个人都一样，也不是每个周期都一样，有一定的范围，即 5~80mL，一般多为 20~60mL。<5mL 是月经量少，>80mL 就是月经量过多了。5mL 是多少呢？可以用矿泉水瓶盖计算，满一个常见矿泉水瓶盖的容量大约是 5mL。

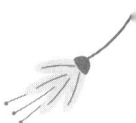

"大姨妈"量少到底是什么原因呢？前面已经知道，"大姨妈"其实是排卵激素变化引起的子宫内膜的脱落。所以影响排卵和激素的分泌及内膜生长的原因都会导致"大姨妈"量少。比如，卵巢功能不好或功能障碍、多囊卵巢综合征、高催乳素血症、甲状腺功能紊乱，以及反复人流、刮宫等宫腔操作导致内膜损伤、内膜的炎症等，都可能引起"大姨妈"的减少。而且，精神情绪的过度变化、过度节食、过度运动及吃避孕药，也可以引起"大姨妈"的变化。

最后，是不是快要绝经了其实是可以检查评估的。

第一，在月经来的第 2~3 天，抽血查性激素，促卵泡生成素（FSH）>12IU/L，提示卵巢储备功能下降；>25IU/L，提示卵巢功能不全；>40IU/L 则提示卵巢衰竭！当然，不能以一次的检查结果为准，得至少间隔 4 周以上的两次检查结果才有意义。

第二，可以在月经来潮的第 2~3 天做 B 超看基础窦卵泡，也就是很小很小的卵泡到底有多少，双侧卵巢的窦卵泡总数<7 枚，提示卵巢功能不全。

第三，检测抗苗勒管激素，也就是 AMH，在月经的任何时期都可以检测。AMH<1.1ng/mL，提示卵巢功能不全。

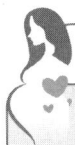

温馨提示

> 姨妈量少要查因，内膜卵泡或他情；
> 卵巢衰竭卵泡少，提示绝经要来临。

月经不规律，要孩子怎么算排卵期

月经不规律，要孩子怎么算排卵期呢？对于很多月经不规律的人来说，这确实是一个非常困扰的问题。下面我们将从以下几个方面来讲述一下这个话题。首先是月经不规律的原因，其次是月经的规律性和排卵的关系，最后就是排卵的监测。

月经不规律的原因有很多。总体来说呢，主要分为两方面，一方面是内分泌因素，另一方面是器质性病变。如果我们把这两方面比喻为电脑软件和硬件的话，就更容易理解了。内分泌就像电脑软件一样，程序出了问题，需要调节，不伤筋动骨，调一调，让它正常运行就好了。各种影响女性内分泌的原因，都可以引起月经不规律。最常见的还是一些内分泌的疾病，如多囊卵巢综合征、高催乳素血症、卵巢功能减退和甲状腺的疾病等。这些由内分泌因素引起的月经不规律，会影响排卵。再有就是器质性的病变，这类似电脑硬件出故障了，需要拆开维修了。例如，宫腔里面长息肉、宫腔里面长肌瘤、宫腔粘连等。这些疾病也可以导致月经不规律，通常需要通过手术的方法来治疗。

下面我们来看一看月经规律性和排卵的关系。排卵是每个月都会发生的吗？月经不规律的人，每个月是不是都有排卵呢？答案是否定的。正常情况下，月经发生在排卵之后，也就是说首先

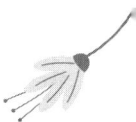

必须有规律的排卵，才会有规律的月经。那又有人会问，有规律的"月经"是不是就有规律的排卵呢？答案也是否定的。因为有一些你认为正常的"月经"不一定是真正的月经，也有可能只是无排卵性出血。但是不规律的月经，提示排卵也是不规律的，大多表现为排卵次数的减少。一部分人虽然也有排卵，但不是每个月都会有排卵发生，有可能好几个月才会出现一次排卵；还有一部分人则是没有排卵的。

对于月经规律的人群，排卵日是在下次月经来潮之前第 14 天左右。而月经不规律的人群，排卵日也没有规律性可言，所以无法准确计算排卵期。当然，我们也可以通过了解一些方法来帮助推算排卵。第一，测基础体温，从月经周期的第 10 天开始监测基础体温，也就是在清晨睁眼后第一时间所测量的体温，当发现连续几天基础体温相比之前的曲线图均升高 0.5℃~0.6℃的时候，就说明已经排卵了；第二，观察宫颈黏液的性状，排卵期的宫颈黏液分泌量会增多，黏度会增加，呈明显的拉丝状；第三，排卵试纸检测，当检测结果出现强阳性的时候，就说明快要排卵了，一般在强阳性后 24~48 小时排卵；第四，在医生的指导下，借助 B 超监测排卵。学会这些方法，还是非常有帮助的，你学会了吗？

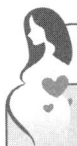

温馨提示

月经不规律的人不要一味等待，不要盲目监测排卵，要积极寻找原因，寻找解决的办法，这才是关键。

子宫肌瘤独宠育龄期女性

有一句话说，在每五个育龄期女性中就有一人患有子宫肌瘤。真的是这样吗？据权威报道，子宫肌瘤常见于 30~50 岁的妇女，是最常见的妇科良性肿瘤。据统计，在 30 岁以上的妇女中，约有 20% 患有子宫肌瘤。

首先，跟大家分享两则小故事。

陈女士因为工作原因一直没有要孩子，33 岁的她终于鼓起勇气准备怀孕，结果被告知患有子宫肌瘤。陈女士难过极了，怎么办呢？我还能怀孕吗？多久才能怀孕呢？

王女士在得知自己怀孕时满心欢喜，却被子宫肌瘤这个"不速之客"伤透了脑筋，我的宝宝还能要吗？肌瘤会对我的宝宝造成什么样的影响呢？

那么今天我们就一同带着以上的问题来谈一谈什么是子宫肌瘤。子宫肌瘤可能导致妊娠出现哪些方面的问题？如何选择最适合自己的治疗方式？让我们一起来揭开子宫肌瘤的神秘面纱。

我们女性的子宫就如同一座小房子，小生命在这里被孕育着。子宫肌瘤就如同一只大灰狼，听到它的名字就让人感到害怕。子宫肌瘤主要分为以下几种类型。

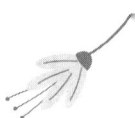

第一类是浆膜下肌瘤。这类肌瘤向浆膜面生长，突出于子宫表面，就像一座小房子，大灰狼在房子的外面，所以对怀孕的影响比较小。

第二类是肌壁间肌瘤。这类肌瘤位于子宫肌壁间，周边被子宫肌层包围。如果肌瘤不断地长大，压迫到了宫腔，造成宫腔形态的变形，这时就有可能对怀孕造成影响。

第三类是黏膜下肌瘤。这类肌瘤向宫腔内生长，突出于宫腔，会在子宫内与宝宝争抢地盘，这一类肌瘤的影响最大。

子宫肌瘤会在妊娠期间出现什么样的问题呢？在妊娠早期，可能会造成流产；在妊娠中期，肌瘤可能会发生红色变性；在生产时，可能会对胎儿先露下降造成影响；在分娩时还可能会造成胎位异常、胎盘早剥、产道梗阻；产后还有可能会造成产后出血等问题。这么多的问题确实让人担忧，如果准备怀孕或者已经怀孕的您发现子宫肌瘤该如何是好呢？该选择什么样的治疗方式才最适合呢？

首先，让我们一起来看看您是否出现了以下症状：月经量增多，尿频、排尿困难，便秘或者感到下腹坠胀，时常感到腰酸背痛等。除这些症状以外，还取决于子宫肌瘤的大小、位置和数量等。如果您未出现以上任何症状，宫腔形态也没有改变，同时肌瘤不大，那么您可以选择暂时观察。反之，则可能需要其他手段的干预，比如药物或手术治疗。至于选择何种方式，您一定要寻求专业医生的帮助。

其次，手术后多久才能怀孕？这个问题也是大家特别关心的。这取决于您选择何种手术方式。如果手术涉及子宫壁或宫腔，则需要 1~2 年的恢复期。对于高龄卵巢功能减退的患者又

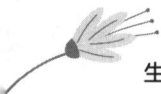

该怎么办呢？不用担心，辅助生殖是您坚强的后盾。

再次，我们常常还会听到这样的问题。剖宫产能否一同将肌瘤给切除？剖宫产能否一同切除肌瘤，需要根据您肌瘤的大小、部位和您当时的具体情况而定。

最后要提醒大家，孕前检查尤为重要，对于有子宫肌瘤的女性而言，一定要在专业医生的指导下治疗及定期复查，切莫因小小的子宫肌瘤阻挡了您的幸福之路。

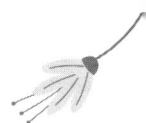

我的子宫做了手术，什么时候可以再怀孕

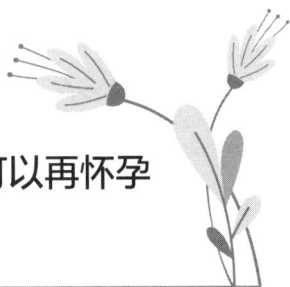

❤ 什么是瘢痕子宫 ❤

任何使子宫受到损伤的手术都可能导致子宫不同部位形成瘢痕，这类子宫即为瘢痕子宫。比如常见的剖宫产手术、子宫肌瘤切除术、宫外孕手术或者既往发生的子宫破裂等情况。

❤ 瘢痕子宫再次怀孕，可能会发生哪些危险 ❤

在孕早期，如果胚胎着床在之前的子宫瘢痕处（瘢痕妊娠），孕期随时可能发生大出血，甚至危及生命。因此，对于瘢痕妊娠，我们建议要早检查、早发现、早治疗。

在孕晚期，也有可能会发生前置胎盘，导致孕期出现反复无痛性出血。如果出血量很大，就会导致胎儿缺氧，甚至危及产妇的生命，此时需要紧急手术终止妊娠。特别是当胎盘植入到子宫肌层、浆膜层，甚至侵入膀胱时，孕期可能不会出血，但在分娩过程中，由于胎盘无法剥离，影响子宫收缩，会出现严重的产后出血，必要时甚至需要切除子宫以保命。

另外，之前做过子宫手术的女性，由于子宫的完整性被破坏，再次妊娠时发生子宫破裂的风险增加，一旦发生破裂，就会威胁到母体的生命安全。

♥ 瘢痕子宫多久可以怀孕 ♥

不同的手术，推荐的术后避孕时间不同。对于剖宫产手术，国内外许多研究表明，术后 18~24 个月再怀孕，发生子宫破裂及前置胎盘的风险最低。而 2021 年我们国家的专家共识也指出，剖宫产术后 12~24 个月再怀孕更为安全。对于子宫肌瘤切除术后的避孕时间，目前还没有统一意见，需要根据肌瘤的位置、大小和数目综合评估。根据 2017 年的国内专家共识：明显凸向宫腔或明显凸向子宫浆膜的肌瘤，需要避孕 3 个月；而其他类型的肌瘤则需要避孕 6~12 个月。对于其他类型的手术，如宫角妊娠并进行了宫角切开手术的患者，术后需要避孕 2 年；人流术中穿孔但不需要手术修补的患者，术后避孕半年即可。

温馨提示

再次妊娠前需要明确瘢痕子宫的类型并遵循医嘱进行避孕。孕期应密切随访，以便早期发现并发症，通过及时处理避免严重后果的发生。

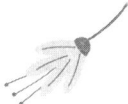

月经量少影响怀孕吗

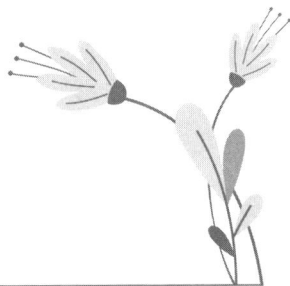

❤ 什么是月经量少 ❤

以前的定义是月经量<5mL。最新的定义则是指自觉经量较以往减少，呈点滴状。

❤ 月经量少的原因有哪些 ❤

1. 无排卵

排卵的过程伴随着周期性的雌激素和孕激素分泌。在这些激素的作用下，子宫内膜逐渐增厚。如果没有发生受孕，排卵后形成黄体退化，雌激素和孕激素水平大幅度下降，导致子宫内膜脱落，形成月经。因此，无排卵是月经量少的一个重要原因。常见的引起无排卵的疾病包括卵巢功能早衰、多囊卵巢综合征、肥胖、高催乳素血症、甲状腺疾病等，这些疾病都会影响卵泡的生长发育，从而引起月经量减少。

2. 子宫内膜损伤

某些情况会导致子宫内膜受到损伤，使子宫内膜过薄，在脱落时出血量减少，表现为月经量少。常见原因包括多次人流刮宫、宫腔粘连、内膜炎症、内膜结核等。这些原因都可能导致子

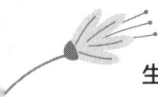

宫内膜变薄，从而影响月经量。

♥ 月经量少影响怀孕吗 ♥

怀孕需要四个基本条件：①女方正常的排卵；②正常的子宫内膜；③通畅的输卵管；④男方正常的精液。

如果月经量少是由无排卵导致的，对怀孕是有影响的，需要针对病因进行治疗。如果确诊为卵巢功能早衰，通常无法根治。又或者是多囊卵巢综合征、高催乳素血症等疾病，可以通过药物治疗，必要的时候用药物促进排卵。

月经量少如果是因为子宫内膜薄，也会影响怀孕，可以用药物促进内膜生长，若存在宫腔粘连，可以用宫腔镜手术进行分离。

如果月经量少，但是排卵和子宫内膜都正常，是不影响怀孕的，也不需要特殊治疗。

"好"肌瘤与"坏"肌瘤

　　大家都知道，我们在备孕前一定要做一个盆腔超声检查，来看看我们子宫和卵巢的情况，其实就是看看宝宝要住的"房子"怎么样。很多人做完超声以后，发现子宫上长了肌瘤，便拿着超声报告哭着来找医生。这时，医生看着超声报告可能会跟她说："嗯，这个肌瘤还好，可以先试着怀孕。"有时又会说："你这个肌瘤不好，要先做手术。"那什么是"好"肌瘤？什么是"坏"肌瘤呢？当我们备孕的时候遭遇子宫肌瘤怎么办呢？今天从以下两个方面跟大家聊一聊。

　　一方面，备孕前发现子宫上长了肌瘤，要不要做治疗呢？

　　另一方面，什么是医生说的"好"肌瘤，什么又是"坏"肌瘤呢？备孕前发现子宫肌瘤要不要治疗呢？

　　说到子宫肌瘤，我一定要跟大家讲讲关于子宫肌瘤的小常识。其实，子宫上长肌瘤在临床上非常常见。30岁以上的女性，每五个人中就有一人可能患有子宫肌瘤。不过，得了子宫肌瘤也不要害怕。因为绝大多数子宫肌瘤都是良性的。所以很多时候，哪怕你有子宫肌瘤，医生也会跟你说，先观察，定期复查。因此，我们要学会跟肌瘤和平共处。

　　有些情况下，得了子宫肌瘤就需要积极治疗！哪些情况下需

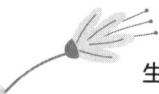

要积极治疗呢？首先是短时间内肌瘤迅速增大，其次是有明显的症状。什么是有明显的症状呢？肌瘤导致月经过多、经期延长，甚至引发贫血；还有就是肌瘤长得太大了，压迫膀胱或压迫直肠，造成尿频、尿急或便秘等压迫症状；还有就是跟妊娠相关的情况，如怀不上孕，或者导致反复流产。这些情况下的肌瘤都需要做手术后再考虑怀孕。

　　刚刚我们讲到了"好"肌瘤和"坏"肌瘤。其实，肌瘤无所谓好坏，因为绝大部分肌瘤都是良性的，只要不是恶性的，我们都说其实也还好。不过，在备孕情境下，我们又会根据肌瘤的具体情况分为"好"肌瘤和"坏"肌瘤，以决定是先处理肌瘤还是先积极备孕。这种分类主要取决于肌瘤的位置、数量和大小。说到肌瘤的位置，我要跟大家讲讲子宫，我们的子宫，就像一个倒着放的"库尔勒香梨"，分为几层，子宫的浆膜层就像是"梨子皮"；"梨子肉"那一层，我们把它称为子宫的肌层；而"梨子核"的地方，我们称为子宫内膜，也就是我们的宫腔，是我们宝宝住的地方。如果说肌瘤长在"梨子皮"的地方，就是向外长，我们把它称为浆膜下肌瘤，浆膜下肌瘤的发生概率占 20% 左右，有时候甚至有一个蒂和子宫相连，我们称为带蒂的浆膜下肌瘤。那如果这个肌瘤长在"梨子肉"的地方，就是我们子宫的肌层，我们称为肌壁间肌瘤，肌壁间肌瘤是最常见的子宫肌瘤类型，占子宫肌瘤的 60%~70%。还有一类肌瘤长在"梨子核"的地方，也就是长在宫腔里面，往宫腔里面长，这种我们把它称为黏膜下肌瘤，黏膜下肌瘤的发生概率占肌瘤的 10%~15%。那什么是"好"肌瘤，什么是"坏"肌瘤呢？临床上我们把孕前不需要马上治疗、可以先备孕的肌瘤称为"好"肌瘤，而把需要治疗后再

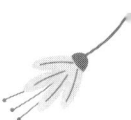

备孕的子宫肌瘤称为"坏"肌瘤。

得了子宫肌瘤要不要治疗呢？情况不一样，不能一概而论。如果是浆膜下肌瘤，特别是带蒂的浆膜下肌瘤，我们往往建议先治疗后备孕。为什么呢？因为带蒂的浆膜下肌瘤的手术治疗相对简单，在治疗的过程中，手术本身对子宫的伤害不大，术后3个月左右即可考虑怀孕。带蒂的浆膜下肌瘤如果不做的话，在妊娠的过程中，因为子宫的血运非常丰富，肌瘤也会迅速长大，妊娠期间会发生肌瘤变性，甚至这个带蒂的浆膜下肌瘤在妊娠期间可能发生蒂扭转，引发急腹症，需要紧急手术，这会增加妊娠的风险。所以说，如果确诊为带蒂的浆膜下肌瘤，我们建议在备孕之前做手术。那肌壁间的肌瘤呢，就相对复杂一些，根据中国专家关于子宫肌瘤的共识，直径>4cm的肌瘤在备孕前进行手术，利稍大于弊。但是，做了肌瘤切除手术，子宫上会形成瘢痕，我们称为瘢痕子宫。备孕前，你一定要告诉医生，做过肌瘤切除术，孕期应在产科高危门诊进行随诊。长在子宫黏膜下的肌瘤，我们就把它称为"坏"肌瘤，因为它长在宫腔里面，也就是我们宝宝要住的地方，它会导致月经过多，还会导致咱们怀孕怀不上，所以对于这种黏膜下的肌瘤，我们往往建议在备孕前做手术把它去除。

备孕前发现子宫肌瘤，如果是我们刚才所说的"坏"肌瘤，需要手术治疗，医生应该怎么做？这个时候，医生需要全面地检查，如果说它是往外凸的，是一个浆膜下的肌瘤，我们更多地会选择腹腔镜的手术。如果它是个黏膜下的肌瘤，往宫腔里面长的，我们更多的时候会选择宫腔镜的手术。那如果说是多发的肌瘤，有的患者的肌瘤既有浆膜下，又有黏膜下，还有肌壁间

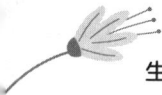

的，那我们可以做宫腹腔镜的联合手术，去除掉对怀孕有影响的肌瘤，又能最大程度地保护子宫、保护内膜。所以在备孕前发现子宫肌瘤，需不需要治疗？怎么治疗？医生往往会通过全面的检查，和您一起共同抉择！您要做的就是，保护子宫，保护内膜，保护宝宝居住的地方，让您可以完成做妈妈的心愿，祝您"好孕"！

聊聊多囊卵巢综合征科学造娃的那些事

多囊卵巢综合征是女性常见的生殖内分泌疾病，也是代谢性疾病。在女性人群之中，发病率为 5%~10%。在不排卵引起的不孕人群中，70%是由多囊卵巢综合征所引起的，所以它对女性的危害很大。

♥ 多囊卵巢综合征在"造娃"上有什么困难呢 ♥

第一，最常见的是稀发排卵或不排卵而影响怀孕。

第二，由于内分泌和代谢的紊乱，卵子质量可能会受到一定的影响。

第三，子宫内膜对胚胎的接受度下降，在医学上称为子宫内膜容受性不佳。

♥ 怎么做可以轻松地造娃呢 ♥

1. 选择健康的生活方式

包括营养、运动、睡眠、心理、环境等方面。保证营养均衡、食物多样，遵循低油、低脂、低糖饮食原则。每日摄入新鲜蔬菜和水果不少于 500g，拒绝烟酒及不良生活习惯。运动可提高女性的身体素质，控制体重，改善内分泌，增强生育力，并缓解不良

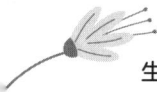

情绪。可以选择有氧运动，如游泳、慢跑、骑自行车、跳绳等。运动频率建议每周 3~4 次，每次 30~60 分钟，中等强度运动时心率保持在每分钟 120 次左右。运动后，我们还需要适当补充热量，避免快速、大量饮水和立即洗澡；月经期避免剧烈运动。充足的睡眠有助于修复身体，调整内分泌水平，恢复排卵及提高卵子的质量。保持心情放松有助于维持内分泌水平稳定，进而提高卵子质量。远离有毒有害的环境，避免一些有毒有害物质的接触。

2. 科学地管理体重

对于超重的人群，在选择健康的减重方式时，建议寻求专业医生指导，科学减重，同时保证营养素的摄入，具体的餐次和食量需要根据每个人的具体情况，比如体脂率、肌力、水分是否缺乏、体重指数（BIM）等进行综合考虑。

3. 进行内分泌调节和促排卵的治疗

通过药物（达英-35、优思悦、优思明等）降低雄激素水平；如果有胰岛素抵抗，还需要使用二甲双胍来增强身体对胰岛素的敏感性，血糖高时则给予降血糖治疗；如有维生素 D 缺乏，需要补充维生素 D。对有生育要求的女性，在前期治疗的基础上进行促排卵治疗，动态监测卵泡发育情况并指导同房时间。经过上述治疗后，如果还是没有怀孕，也不用着急，可以考虑采用辅助生殖技术，也就人们常说的试管婴儿技术来实现当母亲的梦想。

多囊卵巢综合征是育龄期女性常见的内分泌代谢性疾病，绝大多数人通过调理是可以有怀孕机会的。当确诊多囊卵巢综合征以后，不要焦虑，请到正规的医疗机构就诊，树立信心，听从专业医生的建议，积极治疗，阳光总在风雨后，最后祝您好运！

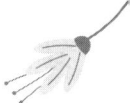

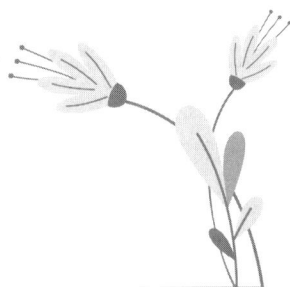

子宫长瘤子还能生娃吗

　　子宫肌瘤也叫子宫平滑肌瘤，是女性生殖器最常见的一种良性肿瘤。据统计，成年女性中每五人就有一人患有子宫肌瘤，非常普遍。多数患者没有任何症状，少数可能会出现阴道出血增多或因肿瘤压迫而产生的症状。当备孕遇上子宫肌瘤时，有的朋友依然顺利怀上了，但有的朋友却迟迟没有动静，那这是为什么呢？肌瘤通常分为三类，分别是浆膜下肌瘤、肌壁间肌瘤及黏膜下肌瘤。

❤　什么是浆膜下肌瘤　❤

　　浆膜下肌瘤就像房子的烟囱一样，在房子的外面，最为自由，占比约 20%。那它对怀孕有着怎样的影响呢？因为它不影响宫腔的形态，它的态度就是："怀孕这事儿我不管，但是在分娩的时候偶尔会添个乱。"因此对备孕的影响是最小的。

❤　什么是肌壁间肌瘤　❤

　　肌壁间肌瘤位于子宫壁之间，属于爱躲猫猫的一类，占比可以达到 60%~70%，是最为常见的一类。多数情况下比较安静，有时"蔫儿坏"。那什么时候安静，什么时候"蔫儿坏"呢？

一般认为，小的肌壁间肌瘤对怀孕、分娩的影响都不大，但大的肌壁间肌瘤会拉长或扭曲宫腔的空间，导致输卵管受阻和受压，进而影响精子的通过，因此，对于怀孕这事儿，它骄傲地说："让不让你怀孕这事儿，我得看心情。"这个"心情"指的就是它会不会影响宫腔的形态和是否会压迫输卵管。肌壁间肌瘤较其他类型的肌瘤在孕期及产褥期更易发生肌瘤红色变性，看上去像生牛肉，会引起腹痛，需要及时就医。

♥ 什么是黏膜下肌瘤 ♥

黏膜下肌瘤住在子宫宫腔内，脾气是最大的，想闹就闹，占比仅为 10%~15%。虽然占比小，但是最为调皮，爱闯祸，容易导致"大姨妈"过多、"大姨妈"来了不走或者白带异常等问题，这些不仅会影响子宫这座房子的环境，还会导致宫腔变形怀不上。如果其位置比较低，还有可能堵住宫颈口，导致生不出来，从而增加手术风险。黏膜下肌瘤一旦确诊，应立即手术切除，通常是微创手术，不需要开腹。

内 科 疾 病 备 孕

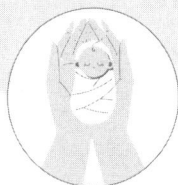

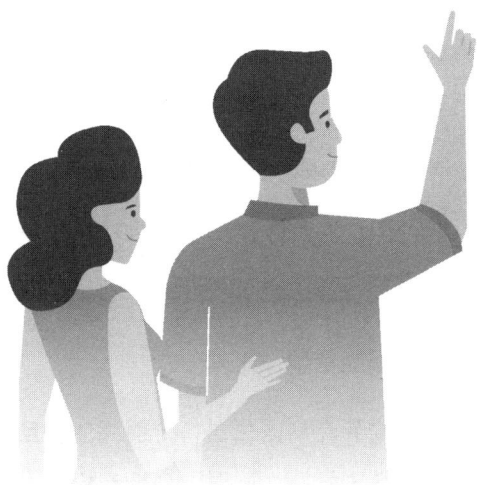

备孕的步步"惊心"与步步"精心"

虽然妊娠合并心脏病的发病率不高，为 0.5%~3%，但它却是导致孕产妇死亡的前三位原因之一，所以我们必须高度重视。

♥ 各级心功能如何判定 ♥

医学上将心脏的功能分为四个等级。根据对一般体力活动的耐受情况来分级。那么，什么是一般体力活动呢？一般体力活动包括日常家务劳动（扫地、拖地、擦桌子）或以正常速度步行500~1000 米，以及爬楼梯到二层至四层楼等活动。

心功能分级如下：

Ⅰ级是指一般体力活动不受限；

Ⅱ级是指一般体力活动略受限；

Ⅲ级是指一般体力活动显著受限；

Ⅳ级是指做任何轻微活动都感到不适，即使是休息时候也有心慌、气急等心力衰竭表现。

♥ 心脏病患者在什么情况下能备孕 ♥

心脏病患者能否备孕，需要专科医生进行全面评估。目前认为，只有以下三种情况可以继续妊娠，同时要定期产检：①心脏

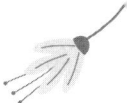

病变比较轻的患者；②心功能分级为Ⅰ到Ⅱ级的患者，也就是一般的体力活动不受限或略受限的病人；③既往没有心力衰竭病史且没有心脏相关并发症的患者。

如果经检查发现不适宜继续妊娠，需要在妊娠早期（孕12周之前）终止妊娠。如果妊娠超过12周再做人工流产手术，相关手术的复杂性和危险性将显著增加，不低于继续妊娠和分娩的风险，并且大概率会增加母儿的病死率。因此，必须严格防范这种情况的发生。

♥ 为什么妊娠期合并心脏病会有危险 ♥

大家都说妊娠期合并心脏病危险，为什么有危险呢？心脏就相当于发动机，一旦发动机出现了问题，就会影响整个机器的正常运作。妊娠期心脏负担加重，容易发生心力衰竭，孕妇在怀孕期间，身体的代谢功能旺盛，血液循环总量增加30%以上。怀孕到32~34周的时候，明显增大的子宫使膈肌上升，心脏向左上方移位，影响血液回流，从而使心脏负担加重。分娩时，子宫收缩、产妇用力、心跳加快，都会显著增加心脏负担。产后三天，由于胎儿出生后腹压突然下降、胎盘血流循环终止等，母体的回心血量突然增加，这也是容易发生心力衰竭的危险时刻。

虽然心力衰竭是心脏病孕妇的致命伤，但是加强孕期监护的目的就在于预防心力衰竭，所以心脏病患者在孕前必须进行妊娠风险评估，进行全面的心脏辅助检查，必要时进行多学科医生的共同诊治和监测。先天性心脏病有可能遗传，需要进行相关的遗传咨询，以便了解下一代心脏病的风险。

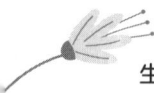

💜 心脏病女性在备孕时该如何做 💜

心脏病的女性备孕需要步步精心，需要注意的具体措施如下。

首先，限制体力活动，增加休息的时间，每天至少保证睡眠10~12小时，睡觉时尽量采取左侧卧位，这样可以增加心搏出量，保持回心血量的稳定。

继而，保持精神舒爽，避免情绪过于激动。

再者，保证高蛋白、少脂肪、多维生素的饮食。严格限制盐的摄入，每天的食盐摄入量为3~5g，以预防水肿的发生。合理营养，控制体重增加速率，每周体重增加不宜超过0.5kg，整个孕期体重不宜超过10kg。

接着，消除损害心功能的各种因素，如果合并贫血，积极纠正；存在低蛋白血症时，积极补充蛋白质；存在维生素缺乏，特别是维生素 B_1 缺乏时，及时补充。

然后，注意输液量控制。如果在妊娠期间需要静脉补液，每天的输液量控制在500~1000mL，每分钟滴速不能超过10滴。

之后，心功能I级或者II级的孕妇，应该增加产检的次数。20周前至少每两周由心内科医生检查一次，之后每周一次，必要时进行家庭随访。除观察产科情况外，还要了解心脏功能情况，定期复查心电图、超声心动图、心肌酶等进行全面评估，如果发现心力衰竭，要立即住院治疗，并且预产期前两周需要入院待产，以便充分休息并便于观察。

最后，有基础心脏病的女性在备孕期间，应该了解心功能分级和怀孕的风险，做到对自己的病情心中有数，配合医生治疗。但也不必过于紧张，孕前到产科和心内科检查评估能否怀孕，遵

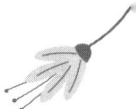

照医嘱决定是否妊娠，千万不要等到怀孕后出现严重并发症再找医生。备孕过程中要注意休息，营养均衡，保持心情舒畅。如果评估后允许怀孕，在孕产期要严格控制食盐的摄入量和体重增长速率，积极治疗可能损害心功能的各种并发症，输液治疗时要注意控制滴速。另外，还必须增加产检次数，提前两周入院待产等，步步都要精心对待，整个孕期要严格遵照医嘱，积极预防孕期发生心力衰竭。

总之，十月怀胎一朝分娩，心脏病患者成为人母的过程充满各种风险和艰辛，此类患者需要在充分了解自身妊娠风险的情况下，积极配合医生治疗，确保母婴安全。

造人阶段，不小心生病了，该咋办

❤ 小宝宝有盔甲 ❤

宝宝并没有那么脆弱，宝宝都是穿着盔甲来到这个世界的。胎盘就是那个盔甲。

准妈妈是通过血液来给肚子里的宝宝提供养分的，胎盘外面的血管是妈妈的血管，里面的血管是宝宝的血管（见图2）。所以，宝宝的血液和妈妈的血液并没有直接相通，它们之间隔着胎盘。在医学上，胎盘也叫作胎盘屏障，它就是宝宝的盔甲。它能帮助宝宝呼吸、换气、吸收营养，还能帮助宝宝抵御一些细菌、病原体和药物的伤害。当然，它不能够挡住所有的攻击，仍然会有很多病毒和药物是能够进入到宝宝的血液中的。

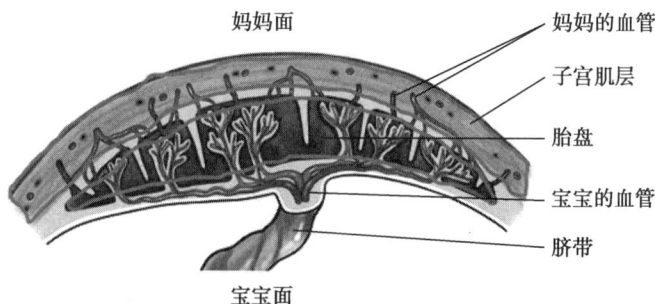

妈妈面

妈妈的血管

子宫肌层

胎盘

宝宝的血管

脐带

宝宝面

图2 "宝宝的盔甲"

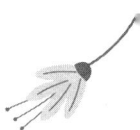

所以，生病了硬扛是不可以的，宝宝在妈妈的肚子里可能会和妈妈一样得病。

💜 不同的药物对宝宝的影响 💜

我们平时用的药，按照对宝宝的危险度分成了 A 类、B 类、C 类、D 类和 X 类。A 类就是目前已经有了足够多的研究证实这类药物不会增加宝宝畸形的风险，比如维生素、钙片；B 类，就是在动物实验中没有发现对动物宝宝有影响，但是还缺乏在我们人类中应用的研究，或者就是动物实验显示有不良反应，但是还没有在我们人类中出现过，比如青霉素、头孢类抗生素；C 类就是动物实验已证明它对动物宝宝是有副作用的，但是缺乏在我们人类中应用的研究，或者就是没有进行动物实验，也没有关于在我们人类中应用的研究，比如我们治疗霉菌性阴道炎所用的氟康唑；D 类，就是有研究证实对宝宝有危险，但是如果我们非常需要的话，并且用药后它带给我们的益处远远超过了它对宝宝潜在的危害，那么我们在权衡利弊之后，是可以慎重使用的，比如链霉素、妥布霉素等；X 类，就是研究已经证明了这些药物是对宝宝有致畸作用的，那这类药就是不能用的，比如一些激素类药物、抗肿瘤药物等。

💜 此阶段不小心生病了，该怎么办 💜

造人阶段生病了，一定要去看病，否则妈妈的病可能会影响宝宝，影响他们的发育，或者危害宝宝的小身体。如果存在这样的情况，提醒妈妈们一定要告诉医生，自己可能或者是已经怀孕了。那医生自然就会权衡药物对妈妈的治疗和对宝宝可能带来的

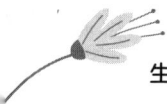

危害。因此，不能不吃药，也不能乱吃药。

　　最后，希望每个准妈妈都能健康快乐地度过孕期，也希望每个妈妈都有一个健康快乐的宝宝。

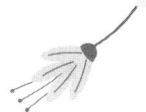

备孕期如何避免"糖妈妈"

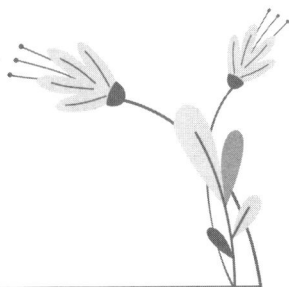

备孕是女性从独立个体过渡到准备接纳一个小生命成为妈妈的过程，此时，她们的内心往往充满幸福和期待。但对于孕前就有糖尿病的姐妹们来说却是喜忧参半，既想怀上又怕有风险。那在备孕期我们应该如何做才能避免成为"糖妈妈"呢？

❤ "糖妈妈"危险吗 ❤

说起糖尿病，相信大家耳熟能详，立刻脑补"三多一少"的画面（吃得多，喝得多，尿得多，体重减少）。这些只是大家熟悉的糖尿病的经典症状。糖尿病等于血糖高吗？不完全是，糖尿病是一种慢性代谢性疾病。胰岛功能减退或丧失可引起多系统损害，导致眼、肾、神经、心血管等发生病变、功能减退及衰竭。

如果孕前就有糖尿病，而不科学地备孕，贸然怀孕，从"糖姐姐"变成"糖妈妈"，那么发生流产、先天畸形、先兆子痫、早产、巨大儿的概率会升高；糖尿病慢性并发症在孕期也会快速进展。此外，宝宝在富含葡萄糖的环境中发育，也可能导致其出生后变成"小糖人"，增加肥胖、糖代谢异常、高血压、高血脂等相关疾病发生的风险。

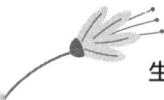

💙 如何避免成为"糖妈妈"呢 💙

1. 努力控糖

备孕前我们要检测糖化血红蛋白，如果＞10.0%，暂不建议妊娠。推荐孕前糖化血红蛋白的目标值是 6%~6.5%。孕前空腹血糖推荐值是 3.9~6.1mmol/L。

2. 孕前糖尿病的药物管理

孕前糖尿病可能合并一系列并发症，并需要长期服用一些药物。因此，孕前要停用或调整治疗并发症中可能致畸的药物，如部分降压和降脂药物，可能引发胎儿肾脏发育异常、羊水过少、肺发育不全等问题，必须采用其他在妊娠期较为安全的药物替代。如果需要服用抗抑郁药物，则应听从精神科医师的建议。

3. 糖尿病并发症管理

糖尿病视网膜病变可能会在怀孕期间进展，甚至威胁患者的视力。因此，孕前应进行视网膜病变的筛查。此外，孕前肾功能及甲状腺功能的检查也必不可少。同时，还要进行心电图和（或）超声心动图的检查，以排除心血管并发症。

4. 孕前饮食调整

除相关检查外，推荐孕前每日口服至少 400μg 叶酸直至孕 3 个月，以降低胎儿神经管畸形的风险。推荐每日摄入 1000mg 钙剂及至少 600IU 维生素 D，以保障母婴骨骼健康。孕前 3 个月开始注意碘营养状况，建议整个孕期食用加碘盐。

5. 体重控制

母亲肥胖是导致胎儿先天性畸形，特别是心脏缺陷的独立危险

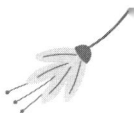

因素。因此，对于较胖的糖妈妈，孕前还应进行体重优化。建议孕前 BMI 控制在 18.8~24.9kg/m^2。对于孕前 BMI>27.0kg/m^2 的患者，应在专业营养师的指导下进行科学减重。

一次"糖妈妈"，次次"糖妈妈"

随着二孩、三孩政策的放开，很多宝妈开始考虑生育。但是，有这样一类特殊的群体——"糖妈妈"，想要二孩、三孩，却比其他妈妈面临更大的痛苦和更多的风险。

♥ "糖妈妈"的分类与风险 ♥

"糖妈妈"分为两类：一类是在怀孕前血糖就不正常的妈妈；另一类是怀孕前血糖是正常的，但是在怀孕期间做糖筛查，出现空腹血糖、餐后1小时或者2小时血糖中任何一项高于正常值的妈妈，这类妈妈生完孩子就能恢复正常。

"糖妈妈"会有哪些甜蜜的烦恼呢？我们说，烦恼还真不少。"糖妈妈"有可能引发早产、流产、妊娠期高血压、泌尿生殖道感染、羊水过多，或者因宝宝过大造成难产。此外，"糖妈妈"在产后发展为糖尿病的概率增加，再次怀孕成为"糖妈妈"的风险也更高。同时，这对宝宝也有诸多影响，可能出现巨大儿、宫内生长受限、胎儿畸形，新生儿低血糖等情况，这都是非常危险的。

♥ "糖妈妈"可以再次怀孕吗 ♥

"糖妈妈"有这么多的并发症，对宝宝也有这么大的影响，可

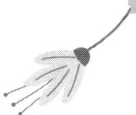

以再次怀孕吗？"糖妈妈"一定要在备孕二孩、三孩之前去医院做一个怀孕前的咨询评估，避免发生各种并发症。如果是本身就有糖尿病的宝妈，在怀孕前需要到医院了解怀孕过程对病情的影响，包括：孕前体重如何控制；血糖要控制在一个什么样的水平；了解一下我们孕前、孕期该如何补充营养和如何运动，以及血糖的监测和药物怎么调整。如果本身就在用药，一定要同产科和内分泌科医生一起来评估糖尿病的等级，看看是否存在一些并发症。

如果本身有糖尿病并伴有并发症，是不是就不能怀孕呢？如果本身就有糖尿病并发症，在备孕前也一定要去医院做一次全面的体检。经产科和内分泌科医生评估，如果符合条件就可以怀孕。

♥ 有过一次"糖妈妈"经历如何备孕 ♥

曾患妊娠期糖尿病，但生完孩子就恢复正常的"糖妈妈"需要注意，生二孩或三孩时，该病复发的概率为 30%~50%。建议这样的宝妈在产后 4~12 周再次进行糖耐量试验。如果糖耐量试验结果正常，可以每隔 1~3 年复查一次，或者每年检查一次糖化血红蛋白或空腹血糖值，或者每三年做一次 75g 糖耐量试验，以便尽早发现血糖的异常变化并及时干预。如果糖耐量试验提示糖尿病前期，就要前往医院咨询营养科医生，调节饮食，控制体重，适量运动，保持心理健康。必要时可服用二甲双胍预防糖尿病。若确诊为糖尿病，那准备怀孕前，一定要前往医院进行产前检查和产前咨询，并在医生准许怀孕后才能怀孕。

最后来总结一下，当过一次"糖妈妈"，再次怀孕确实面临较大风险，难道真的没办法？关键在于听从医生的建议，重视孕前管理，调整生活方式和心态，定期监测血糖，争取不再成为"糖妈妈"。

我有高血压，会遗传小孩吗

❤ 高血压会遗传吗 ❤

高血压是由遗传和环境因素共同作用所致的复杂疾病。如果父母双方都是高血压患者，子女患高血压的概率远远高于父母血压均正常的子女。

然而，原发性高血压并非严格意义上的遗传性疾病，而是具有遗传相关性。家族史是高血压的一个重要危险因素之一，虽增加了患病风险，但不是唯一的决定因素。

❤ 高血压的危险因素有哪些 ❤

家族史、年龄、肥胖、饮食、缺乏运动、压力大等，均是高血压的危险因素。

例如，如果一位女性父母患有高血压，且本人为高龄、合并肥胖、长期压力大、睡眠质量差，并且平时有高脂、高糖、高盐的饮食习惯，又经常不运动，那么她患高血压的概率极高。

❤ 一份应对高血压危险因素的备孕宝典 ❤

首先要勤检查，早发现，早治疗；其次要控制体重，健康饮

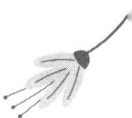

食，少盐少糖，注意适当运动，坚持锻炼；最后还要调整精神状态，改善生活环境，放松心情，缓解压力。

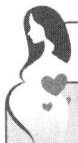

温馨提示

避免高血压发病的各种危险因素，预防高血压的发生；高血压重在预防和控制，日常生活中应减盐减肥多运动，戒烟限酒，养成良好习惯，保持愉悦心情，好孕自然到来。

高血压患者备孕阶段怎么吃

❤ 饮食与高血压的关系是什么 ❤

1. 高钠低钾饮食会增加高血压的风险

食盐、咸菜、酱油、味精等均为高钠食品，应适当控制。《中国居民膳食指南（2022）》建议成人每日食盐摄入量应＜5g。根据流行病学调查研究，我国北方人群应该减少日常用盐的一半，南方人群要减少日常用盐的1/3，以达到每日食盐摄入＜5g 的标准。

2. 高脂肪饮食不利于降压

研究表明，将每日膳食中的脂肪控制在总热量的 25% 以下，连续 40 天后，女性的收缩压和舒张压均下降约 5%。

3. 增加含钾和含钙食物有利于降压

新鲜的蔬菜、水果、鲜奶及各种豆类制品当中都含有丰富的钾和钙，可适当增加其摄入量。

4. 减少膳食脂肪有利于降压

猪肉、禽类及鱼类都含有一定量的脂肪，需要适当控制其摄入量。

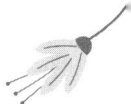

❤ 备孕期间能通过饮食来控制血压吗 ❤

1. 得舒饮食

得舒饮食是 1997 年美国一项大型高血压防治计划中提出的，它源自地中海饮食，核心特点为低盐、低脂肪、低胆固醇、高镁、高钾、高钙、高纤维素。换言之，就是要经常食用全谷物和新鲜的蔬菜水果。该项研究结果显示，得舒饮食组的患者血压从 146/85mmHg 下降到 134/82mmHg，这是一个让人欢欣鼓舞的结果。

高血压患者可以选择自己喜欢的粗粮及优质蛋白质、新鲜的水果蔬菜来进行每餐的搭配。其中，全谷物包括藜麦、燕麦、荞麦、糙米、高粱等。每天摄入蛋白质应占总热量的 15% 左右，其中动物蛋白占总蛋白质的 20% 较为合适。蛋白质质量的优劣依次为奶、蛋、鱼、虾、鸡鸭、猪、牛羊肉；另外，豆类中所含的植物蛋白是最好的选择。推荐的新鲜蔬菜水果有苦苣、芹菜、小白菜、香菇、西红柿、苹果、葡萄、香蕉等。

2. 戒烟禁酒

高血压患者在备孕阶段戒烟禁酒不仅有利于控制血压，还能降低母子妊娠期并发症及出生缺陷的发生风险。

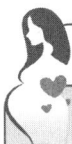

温馨提示

如果通过饮食调整不能把血压控制得非常理想，当血压 ≥150/100mmHg 时，需要在医生的监护下启动药物治疗。

心脏病患者怀孕的风险与应对

❤ 心脏病患者怀孕的风险有哪些 ❤

1. 心脏负担加重

怀孕之后，妈妈的血容量会增加，心脏就得更努力地工作。对于心脏病患者来说，如果心脏工作超出其承受能力，可能会导致心脏功能进一步恶化，甚至心力衰竭。

2. 胎儿受影响

如果妈妈的心脏功能不佳，胎儿的供血供氧就可能不足，这样会影响宝宝的生长发育，增加早产、低体重儿的风险。

3. 分娩风险增加

分娩时，子宫收缩、产妇用力等都会使心脏负荷急剧上升，进而引发急性心脏事件，如心律失常等。

4. 产后恢复困难

在产后，妈妈的身体要恢复，循环系统也面临调整，这对心脏病患者来说也是不小的挑战，恢复可能会很缓慢，甚至加重病情。

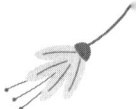

💗 心脏病患者备孕前须知 💗

1. 孕前评估和咨询

如果心脏病患者计划怀孕，孕前一定要进行详细的评估和咨询，以了解心脏功能状态及怀孕可能带来的风险。

2. 定期产检

孕期要密切监测心脏功能，严格按照医生的指导进行产检和管理。怀孕 20 周以前每两周进行一次产前检查，20 周后尤其是 32 周以后，最好每周都进行一次产前检查。

3. 注意休息和饮食

避免过度劳累及情绪激动，保证充足的休息，每天至少睡 10 小时。还要采取高蛋白、高维生素、低盐、低脂肪的饮食结构，心脏病患者在怀孕期间应适当控制体重，整个孕期心脏病患者体重增加不宜超过 10kg，每周体重增加不应超过 0.5kg，以免加重心脏负担。

4. 多学科协作

制订个性化的治疗和管理方案需要心内科医生、妇产科医生等多学科专家的共同协作，以最大限度地降低风险，确保孕妇和胎儿平安度过孕期和分娩期。通常情况下，心脏病患者应在预产期前两周入院待产。

总之，心脏病患者怀孕的风险确实不小，但只要提前做好准备，孕期密切监测，按照医生的指导来做，还是可以平安生下宝宝的！

打了流感疫苗却发现怀孕了，会影响宝宝吗

❤ 流感疫苗的来龙去脉 ❤

疫苗是通过人工减毒、灭活或利用转基因技术制备的用于预防传染病的生物制品。因为疫苗保留了病原菌的某些特性，所以当接种疫苗后，人体的免疫系统就会产生一些保护物质，比如免疫激素、特殊的抗体等。因此，当我们遇到真正的病原菌的时候，我们的免疫系统就会按照记忆，制造出更多的保护物质来抵挡这些病原菌，阻止我们遭受伤害。

疫苗根据性质和制备的工艺分成了减毒活疫苗和灭活疫苗。用来预防流行性感冒的疫苗，即流感疫苗，就是流感病毒的灭活疫苗。

灭活疫苗又叫死疫苗，是将含有细菌或病毒的材料利用化学或物理的方法处理，然后让它丧失感染性或毒性。但是灭活疫苗仍然保持了疫苗的特点，也就是在我们接种了灭活疫苗之后，它能让我们的身体产生一些保护物质。于是，当我们遇到真正的流感病毒时，我们的身体就会按照这个记忆制造出更多的保护物质来阻止我们受到伤害。所以，灭活疫苗虽然来自细菌、病毒，但是它没有感染性或毒性。这种疫苗是无毒安全、性能稳定的，也比较容易保存和运输，是未来疫苗发展的主要方向之一。

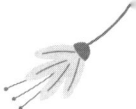

🤍 孕妇可以打流感疫苗吗 🤍

根据中国疾病预防控制中心发布的《中国季节性流感疫苗应用技术指南》，流感疫苗被证明是安全有效的，并推荐部分人群作为优先的接种对象，其中包括孕妇和计划在流感季节怀孕的女性。在美国的疫苗不良事件报告系统、美国 CDC 及全球疫苗安全性咨询委员会也将孕妇列为第一优先接种的人群。研究表明，流感疫苗接种后，母亲体内产生的保护性抗体会传递给胎儿，从而保护新生儿免受流感侵害。流感疫苗可以在妊娠期任何时间段接种，目前没有证据表明流感疫苗有害。

鉴于流感可能进展成肺炎等严重疾病，对于孕前期、妊娠期或产后的女性来说，接种流感疫苗是保障健康的重要举措。建议一旦有可接种的流感疫苗，所有备孕期和妊娠期的女性都应该尽快接种。

🤍 所有孕妇都可以打流感疫苗吗 🤍

并不是所有人都适合接种疫苗。比如，对鸡蛋或疫苗中任何其他成分过敏的人，不能接种含有这些成分的疫苗，如某些流感疫苗；患有急性疾病、严重慢性病急性发作期、发热或感染性疾病者，建议在症状彻底消失两周后再考虑接种；未控制的癫痫或其他进行性神经系统疾病患者，不适合接种疫苗；有吉兰-巴雷综合征病史或前次接种时出现神经系统反应者，也不适合接种。

🤍 孕妇接种流感疫苗的注意事项 🤍

妊娠期的接种方案参照成人的方案，接种一剂 0.5mL 的疫

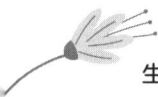

苗。接种部位首选上臂三角肌。如果孕妇正在或近期使用其他疫苗或药物，需要在接种前告知医生。服用流感抗病毒药物期间仍可接种流感疫苗。接种完成后，我们要留下观察 30 分钟，确认没有不适或异常反应后，方可离开。建议避免空腹接种。

温馨提示

并不是接种了流感疫苗后就可以高枕无忧了，任何一种疫苗都不可能提供 100％的保护，因此我们平时仍然需要采取预防措施或实施其他保护手段。

孕妇和产妇都可以接种流感疫苗，并且是适宜的接种对象之一。希望每个准妈妈都能够健康快乐地度过孕期，每个宝宝都能健康成长。

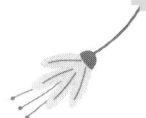

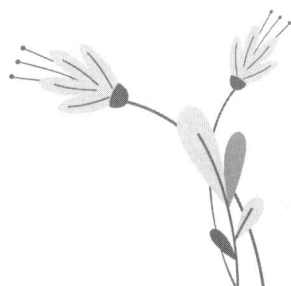

备孕为何要查甲状腺激素

💗 甲状腺激素对胎儿有什么作用 💗

甲状腺激素是一种非常强大的激素，它可以影响全身各个组织及器官。作用于神经系统可以提高神经兴奋性，促进大脑发育，调节各种激素的敏感性；作用于心脏可以增强心脏的收缩力使心脏搏动次数上升；作用于骨骼肌可以增强和维持肌张力；作用于骨骼可以促进身体的发育、生长及成熟；作用于消化系统，可以在肠道内促进糖的吸收，升高血糖水平；作用于肝脏可以降血脂，同时可以增加耗氧量，提高基础代谢率。尽管甲状腺很强大，但它还是要服从指挥，遵守下丘脑-垂体-甲状腺轴的规则。

甲状腺激素对胎儿的发育，特别是神经系统的发育至关重要。它作用于胎儿的脑中心和骨化中心，促进胎儿的正常发育。同时，甲状腺激素还调节胎儿蛋白质、糖及脂肪的转化，促进胎儿各器官代谢。但是孕早期的胎儿自身无法合成甲状腺激素，必须依赖母体提供。

正是因为这个原因，母体的甲状腺激素水平直接影响胎儿的发育。因此，在备孕时检查母体的甲状腺功能是非常必要的。

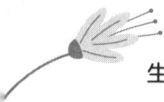

♥ 怀孕后母体激素的改变与甲状腺有什么联系 ♥

女性怀孕后体内的众多激素水平都会发生很大变化，其中与甲状腺密切相关的变化主要有雌激素水平升高，导致肝脏合成的甲状腺素结合球蛋白增加和血清总甲状腺素水平升高；孕早期时人绒毛膜促性腺激素（hCG）水平显著升高，hCG 具有与促甲状腺激素（TSH）类似的甲状腺刺激作用，甲状腺激素合成和分泌增加会抑制 TSH 的分泌，表现为 TSH 水平降低，从而使孕期女性甲状腺功能检测指标的参考值不同于非孕期参考值；甲状腺自身抗体阳性的女性妊娠后的此抗体滴度降低，其中孕 20~30 周时降至最低，降幅达 50% 左右。因此，我们在孕前要检查甲状腺基础功能，孕期再次检查以进行对比。

♥ 孕期甲状腺功能异常对母胎的风险有哪些 ♥

如果孕期甲状腺功能出现异常，会对母胎造成多重风险。包括高血压、先兆子痫、胎盘早剥、流产、产后出血、妊娠期糖尿病、胎儿神经智力发育异常等。因此，甲状腺功能异常可能增加剖宫产的概率。

♥ 在已经出现了甲状腺功能异常的情况下该如何备孕 ♥

甲亢的患者要求保持甲状腺功能平稳，药物首选丙硫氧嘧啶，同时要求每月监测甲状腺功能。

甲减的患者首选左甲状腺片治疗，TSH 水平应控制在 2.5mIU/L 以下。

推荐食用加碘盐，补碘方式以补充碘化钾为主，最佳时间应

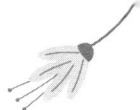

为孕前至少 3 个月开始。其次我们推荐补充铁剂，铁缺乏可增加低甲状腺素血症的发生风险。动物肝脏、动物血、红肉中的铁为血红素铁，吸收率较高。同时应摄入含维生素较多的蔬菜和水果，以促进铁的吸收。

最后，我们总结一下，甲状腺激素对胎儿发育至关重要，甲状腺功能异常会带来母胎不良的结局。因此，备孕时应先进行甲状腺功能筛查，确保甲状腺功能正常或调整至稳定状态后再备孕。

从小就贫血，备孕该怎样吃

💜 贫血的程度划分 💜

贫血是指人体外周血红细胞容量减少，低于正常范围的下限，不能运输足够的氧至组织而产生的综合征。临床上常以血红蛋白（Hb）浓度来表示贫血的程度。我国成年男性 Hb<120g/L，成年女性（非妊娠）Hb<110g/L，孕妇 Hb<100g/L，提示贫血（见表 1）。如果存在重度和极重度贫血，需要立即前往医院进一步诊治。

表 1　贫血的程度划分

血红蛋白浓度	<30g/L	30~59g/L	60~90g/L	>90g/L
贫血严重程度	极重度	重度	中度	轻度

💜 贫血的病因病机与饮食 💜

具体情况如下（见表 2）。

表 2　贫血的病因病机与饮食情况

病因	病机及常见疾病	饮食能否解决
红细胞生成减少	造血干/母细胞异常所致的贫血，如再生障碍性贫血、白血病	饮食不能解决此类病因

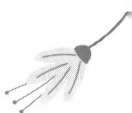

病因	病机及常见疾病	饮食能否解决
红细胞生成减少	造血调节异常所致贫血,如淋巴瘤	饮食不能解决此类病因
	造血原料不足或利用障碍所致的贫血,如蛋白质、脂类、维生素(叶酸、维生素 B_{12} 等)、微量元素(铁、铜、锌等)	饮食对部分疾病有帮助
红细胞破坏过多	红细胞破坏过多性贫血即溶血性贫血,如地中海贫血、遗传性球形红细胞增多症	饮食不能解决此类病因
红细胞丢失过多	血友病、严重肝病、外伤、痔疮、异常子宫出血等 慢性失血性贫血往往合并缺铁性贫血	饮食对部分疾病有帮助

❤ 什么是缺铁性贫血 ❤

1. 定义

缺铁性贫血(iron deficiency anemia,IDA)是指机体对铁的需求与供给失衡,导致体内储存铁耗尽、血红蛋白合成不足、红细胞生成减少的一种小细胞低色素贫血,是最常见的一种贫血类型。铁缺乏症和缺铁性贫血是广泛影响世界各国的重要健康问题,累及约20亿人。据WHO统计,全球多达80%的人口缺铁。我国第四次营养调查结果表明,中国居民贫血的患病率为20.1%,其中一半为缺铁性贫血。

2. 发生缺铁性贫血的常见原因

(1)需铁量增加而铁摄入不足:生长快速的婴幼儿、妊娠哺乳期妇女、育龄妇女等。

(2)铁吸收障碍:素食者或纯素饮食、饮食不均衡或饮食失

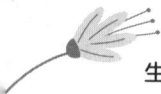

调症，比如减肥或健身人群；另外年龄＞65岁、存在胃肠道疾病或手术后导致吸收障碍，以及伴有急性或慢性炎症的人群也容易缺铁。

（3）铁丢失过多：伴有慢性失血、月经过多、急性失血、多次献血、出血性疾病和慢性肾衰竭的人群。

3. 缺铁性贫血的治疗

其总的治疗原则为根除病因，补足贮铁主要分为以下两类。

（1）病因治疗：这是治疗 IDA 的关键。

（2）补铁治疗：纠正贫血症状。在补铁治疗中首选口服铁剂，如硫酸亚铁、葡萄糖酸亚铁、富马酸亚铁。同时一定注意牛奶、浓茶会抑制铁剂吸收。

4. 缺铁性贫血的预防

重点是婴幼儿、青少年和妇女的营养保健。对婴幼儿应及早添加富含铁的食品，如蛋类、肝脏等；对青少年应纠正偏食，定期检查并治疗寄生虫感染；对孕妇、哺乳期妇女可补充铁剂；对月经期妇女应防治月经过多。

♥ 备孕该怎样吃 ♥

改正不良饮食习惯，少喝茶和咖啡；均衡饮食，不偏食；增加含铁高的食物摄取，多吃红肉、鱼类等；促进食物中铁的吸收，蔬菜、水果中的维生素 C 是促进铁元素吸收的最佳助手，其中紫色和红色的水果（葡萄、苹果、樱桃、草莓、西瓜等）效果会更好些。

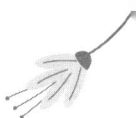

❤ 从小就贫血要全面检查，慎重对待 ❤

贫血是一种综合征，而不是一种独立的疾病。贫血不是最终诊断。贫血的诊断过程是要查明贫血的根本原因，明确病因是治疗的关键。长期贫血的女性朋友，要慎重对待，全面检查，明确贫血的病因。具体步骤为：首先，明确贫血的有无及程度（血常规检查）；其次，明确贫血类型；最后，找出贫血的原因（病史、实验筛选检查）。

祛除病因是治疗贫血的首要原则，要针对贫血的具体发病机制进行治疗。例如，对于缺铁性贫血，应补铁并治疗导致缺铁的原发病。

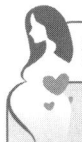

温馨提示

贫血的分类与发生原因多种多样，祛除病因是治疗贫血的首要原则。备孕期间要通过膳食进行补血，如多吃红肉、鱼类等，少喝茶和咖啡。另外，蔬菜、水果富含维生素C，是促进铁元素吸收的最佳助手。

备孕期甲减怎么办

怎样诊断甲状腺功能减退症呢？妊娠期临床甲减的诊断主要依赖于血液检测指标，具体标准如下。

第一，血清促甲状腺激素（TSH）水平＞妊娠期特异性参考值的上限。

第二，血清游离甲状腺素（FT4）浓度＜妊娠期特异性参考值的下限。

第三，如果 TSH＞10mIU/L，则不论 FT4 是否降低，都要按照临床甲减来处理。

♥ 甲减都有什么危害呢 ♥

甲状腺组织负责分泌甲状腺激素，这些激素对于促进骨骼、神经系统和生殖系统的发育至关重要。如果没有及时纠正备孕期的甲减，可能会增加孕妇患高血压的风险或引发胎膜早破等问题。胎儿的甲状腺在妊娠 12~16 周后才开始发育，在这之前，甲状腺素均来源于母体合成。如果备孕期甲减不治疗，可能会影响胎儿的神经智力发育，还可能造成流产、早产、低体重儿，甚至死胎、新生儿呼吸窘迫等严重后果。

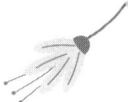

💛 备孕期甲减的治疗时机和目标是什么呢 💛

备孕期一旦确诊为甲减，应该及时补充甲状腺素，直到甲状腺素和促甲状腺素的水平恢复到正常水平之后再怀孕。治疗的目标是：孕前 TSH 要<2.5mIU/L，孕早期 TSH 在 0.1~2.5mIU/L，孕中期 TSH 在 0.2~3mIU/L，孕晚期 TSH 在 0.3~3mIU/L。治疗的药物首选左甲状腺素钠片，治疗原则要个体化。如果是手术或者是碘-131 治疗导致的甲减，左甲状腺素增加的剂量相对较大，如果是桥本甲状腺炎导致的甲减，剂量相对小一些。治疗后是要复查的，妊娠期的监测频率如下：妊娠 1~20 周期间，每 2~4 周检查一次甲状腺功能，根据检查结果来调整治疗药物的用量，妊娠 26~32 周至少检测一次，直到分娩。产后也需要定期检查，产后 6 周要复查 TSH 水平，并且根据 TSH 水平来调整用药剂量。

💛 其他类型的甲减有哪些 💛

一方面是亚临床甲减，其诊断标准是 TSH>妊娠值参考值上限，但是游离 T4 仍在参考值范围内。对于这种情况是否进行治疗，要结合甲状腺过氧化物酶抗体（TPO-Ab）的情况。对于 TPO-Ab 阴性的亚临床甲减妊娠女性，既不反对也不支持使用左甲状腺素治疗；如果 TPO-Ab 阳性，则推荐用左甲状腺素片治疗。另一方面是甲状腺自身抗体阳性，如甲状腺球蛋白抗体和甲状腺过氧化物酶抗体对甲状腺的破坏力很强。如果单纯甲状腺自身抗体阳性，但 TSH 与 FT4 均未出现异常，对于是否治疗，既不支持也不反对，但是需要定期复查。一旦 TSH 水平超过了妊娠期参考值上限，则需要使用左甲状腺素片进行治疗。

我经常低血糖，这样的身体还能要宝宝吗

❤ 什么叫低血糖 ❤

低血糖是指血糖水平低于正常范围。对于成年人来说，空腹血糖<2.8mmol/L 被定义为低血糖；而对于糖尿病的患者，血糖<3.9mmol/L 即称为低血糖。低血糖多发生于糖尿病患者中。空腹低血糖大多数提示存在基础性的器质性疾病，而餐后低血糖则多见于一些功能性的疾病。

❤ 低血糖都有哪些表现呢 ❤

第一，有交感神经过度兴奋的表现，比如出汗、饥饿、颤抖、面色苍白等；第二，有脑功能障碍的表现，主要是因为大脑严重缺乏糖的供应，开始的时候可能表现为精神不集中，思维或者语言比较迟钝，有头晕、嗜睡等精神症状，严重时可能会出现惊厥、昏迷甚至死亡等后果。

❤ 为什么会发生低血糖呢 ❤

如果在空腹的情况下发生了低血糖，第一，可能是胰岛分泌的胰岛素过多了；第二，可能是药物引起的，比如说注射了胰岛素或

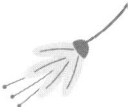

者是吃了降糖药；第三，有重症的疾病，比方说肝衰竭、心力衰竭或者营养不良等；还有胰高血糖素、生长激素缺乏等。

如果是餐后的低血糖，第一，糖类代谢酶的先天性缺乏，比如遗传性的果糖不耐受；第二，特发性的反应性低血糖，原因不清楚；第三，功能性的低血糖。

♥ 低血糖对怀孕有没有影响呢 ♥

如果孕前低血糖比较严重的话，可能会影响到卵子和胚胎的质量，降低怀孕的概率并增加流产的可能性；可能导致胎儿大脑发育不良、胎儿宫内发育迟缓、死胎等问题。中晚期孕期低血糖如果晕倒，可能导致胎盘早剥，严重影响母儿生命安全。此外，低血糖也可能导致孕妇大脑缺氧，严重者可能出现精神异常。

♥ 低血糖怎样治疗和预防呢 ♥

一方面，对症治疗，对于轻中度的低血糖，可以喝一点糖水、甜的饮料或者吃一块糖来缓解。如果是药物性的低血糖，要及时停用相关的药物。如果症状重者或者疑似低血糖昏迷，在医院内发生要及时测量血糖，严重者不必等血糖的结果，可以由医生给予 50% 的葡萄糖 40~60mL 静脉注射，随后以 5%~10% 葡萄糖缓慢静脉滴注。对于普通民众来讲，如果知道他有低血糖，发生了昏迷，要及时拨打 120，可以给他喂一点糖水，但是如果他已经神志不清了，切记不要给他喂东西，以免发生呼吸道窒息。另一方面，对因治疗，要纠正导致低血糖的各种潜在原因。预防关键在于制订适宜的个体化的血糖控制目标，要养成定

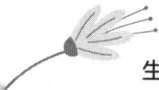

期监测血糖的习惯，定时定量进餐，运动前适当增加碳水化合物摄入，避免酗酒或者空腹饮酒。对于糖尿病患者及其家属进行健康教育，使其能够识别低血糖症状并掌握自救方法，以免发生严重后果。

高龄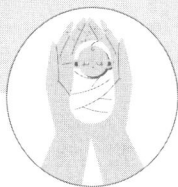

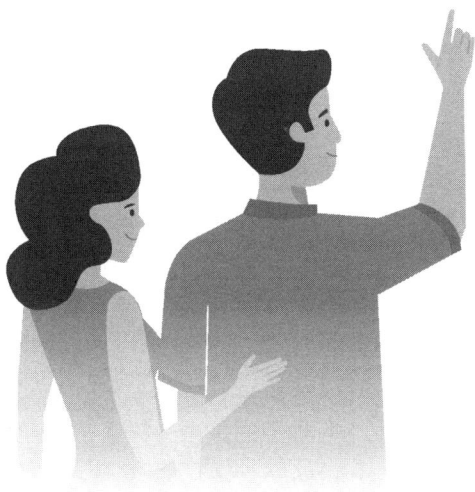

如何才能成功造人

♥ 造人四大必备条件有哪些 ♥

优质的精子和卵子，通畅的输卵管，正常的子宫内膜是造人四大必备条件。

精子由男性的睾丸产生，平时储存于精囊中。在需要时通过射精排出体外，排出的精子可以在女性生殖道内存活2~3天。我们对精液的质量是有要求的，如果精子数量过少，活动率过低或者畸形率过高，都可能导致不孕。

卵子由女性的卵巢产生，通常每个月只有一个卵子能够发育成熟并排出。排出的卵子仅可以存活24~48小时。因此，受孕的机会窗口相对短暂。

输卵管就像牛郎织女约会的鹊桥一样，是精子和卵子见面的地点，为精卵结合提供场所，并将受精卵胚胎运送到子宫腔内。任何阻塞或异常都可能影响受精过程和胚胎运输。

在受精卵来临之前，子宫内膜会增长到一定厚度，并储存丰富的营养，为胚胎的种植和发育提供肥沃松软的环境。可以说，子宫内膜与胚胎的关系就像土壤与种子的关系一样紧密。

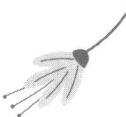

❤ 造人的基本过程是什么 ❤

一对夫妇通过性生活之后，阴道内的精子上游通过宫颈、宫腔进入输卵管腔内，静静地等待卵子的到来。而卵巢每个月通常会有一个卵子发育成熟并排出，输卵管伞端就像一只温暖的大手，将卵子拾捡到输卵管内与精子相遇受精，形成受精卵。随后，输卵管会将受精卵运送到宫腔这片肥沃的土壤生根发芽，孕育新的生命。

❤ 如何科学造人，少走弯路 ❤

一方面，建议夫妻双方在备孕前 3 个月做孕前检查。这不同于平常的体检，更侧重于造娃所需要的生殖系统和遗传方面的检查，排除一些不适合或者不利于怀孕的因素，包括但不限于一些传染病、生殖道肿瘤、畸形、遗传病等。

另一方面，要调整最佳状态，迎接新生命的孕育，包括合理的饮食，补充叶酸；规律作息，不要熬夜；适当的锻炼，增强体质；夫妻感情和睦，放松心态；保持良好的卫生习惯，预防感染。这样做不仅能够提高精子和卵子的质量，还能够维护输卵管、子宫免受外界不良因素的干扰破坏，从而增加怀孕的机会。

另外，大家还要注意两点。

1. 在合适的时间做合适的事情

女性的最佳生育年龄是 25~30 岁，男性是 25~35 岁，这时的精子、卵子质量都是最佳的，怀孕率高、流产率和胎儿畸形率低。这时的夫妻心理和生理都已经十分成熟，最适合孕育宝宝。

2. 要把握好排卵期

成熟的卵子排出后仅能存活 24~48 小时，因此在排卵期同房尤为重要，能够达到事半功倍的效果。那么，如何预测识别排卵期呢？对于"大姨妈"规律的姐妹们，排卵期一般在预计下一次来月经的前 14 天。有的姐妹在此期间会出现白带增多、透明、清亮、拉丝度高，或者出现一侧的下腹部坠胀痛——排卵痛等排卵征象。另外，咱们也可以借助基础体温监测、排卵试纸检测或 B 超监测卵泡发育情况，来精准预测排卵期并安排同房。

❤ 遇到哪些情况应该寻求医生的帮助 ❤

出现"大姨妈"不规律，这提示我们排卵不规律，或者根本就没有排卵。出现痛经及各种小肚子痛，预示着我们可能存在子宫内膜异位症、盆腔炎等各种不利于怀孕的因素。无法正常同房或者其他异常情况，就要及时寻求医生的帮助。

尝试造人的时间也是有讲究的。因为随着年龄的增大，卵巢功能下降，生育能力减退。所以，对于不同年龄的女性，期待自然怀孕的时间也是不同的。通常推荐对于年龄 < 35 岁，造人超过一年；或者年龄 > 35 岁，超过半年；或者年龄 > 40 岁，超过 3 个月仍未成功的，就要尽快寻求医生的帮助，而不要再一味地试孕下去。

掌握造人条件，遵循科学规律，必要时寻求生殖医师的帮助，助力顺利孕育新生命！

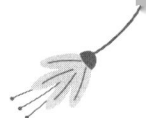

备孕二孩，你知道瘢痕子宫吗

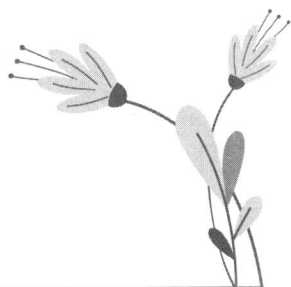

❤ 瘢痕子宫是怎样形成的呢 ❤

1. 剖宫产手术

剖宫产是造成子宫瘢痕的主要原因，因为剖宫产手术需要切开子宫，把宝宝和胎盘从子宫里面取出来，这样子宫上就会有一道瘢痕，进而形成了瘢痕子宫。

2. 子宫肌瘤切除术

子宫肌瘤长在子宫肌层里面，我们要把它切除，就需要打开子宫肌层，把子宫肌瘤从肌层里面挖出来，这样子宫上同样会有一道或多道手术瘢痕，从而形成了瘢痕子宫。

❤ 子宫瘢痕对怀孕有哪些危害呢 ❤

怀孕早期，胎囊如果种植在瘢痕的位置，会形成瘢痕部位妊娠，这是异位妊娠的一种特殊形式。另外，胎盘有可能发生位置异常，形成前置胎盘。还有一种可能是胎盘植入子宫肌层过深，形成了胎盘植入。最严重的危害是发生子宫破裂，子宫破裂导致的大出血会危及产妇的生命。

♥ 备孕的时候如何才能不踩坑 ♥

重要的事情说三遍：孕前检查，孕前检查，孕前检查！

虽然怀孕的道路上关卡重重，但是我们医生会在这里等你。

♥ 孕前检查都包括哪些内容呢 ♥

上面我们了解了形成瘢痕子宫主要有两种原因，一个是剖宫产，另一个是子宫肌瘤切除术。

对于剖宫产手术的瘢痕子宫，我们的孕前评估主要是以下几项内容，分别是手术时间、手术指征、分娩孕周、手术方式及术中、术后情况。

子宫肌瘤切除术导致的瘢痕子宫，我们需要评估以下几项内容，分别是手术时间、手术采取的方式（开腹还是微创）、肌瘤切除的数目和部位、瘤腔采用的缝合方法、术后的病理类型及术后恢复情况。

这些都是我们医生需要仔细评估的内容。如果您对于手术情况不是很清楚，建议去医院复印手术病历，这样医生可以详细地了解您当时的手术情况。

评估完子宫瘢痕的前世，我们还要评估子宫瘢痕的今生。对于目前瘢痕的厚度，有没有缺损？瘢痕是不是具有连续性，这些都需要医生进行评估，从而得出最佳的怀孕时间间隔。

♥ 瘢痕子宫在孕期有哪些注意事项呢 ♥

发现自己怀孕后一定要尽早到医院检查。怀孕 6~7 周的时候进行超声检查，主要目的是了解胎囊和瘢痕的关系。

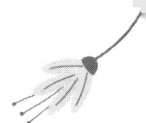

孕期保证合理的饮食和进行适当的运动，并定期进行产检，确保孕期体重适当增加。如果出现异常情况，如见红、肚子痛或破水，应立即前往医院就诊。

❤ 瘢痕子宫能采取什么样的分娩方式呢 ❤

这是很多准备怀孕的人特别关心的问题：是只能做剖宫产，还是可以自然分娩？

这需要将个人的意愿和医生的专业意见相结合。不管是剖宫产还是自然分娩，都要做最适合自己的选择。

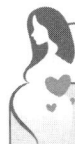

温馨提示

瘢痕子宫有烦恼，科学评估不可少；

科学备孕是王道，平平安安把娃抱！

得了子宫内膜癌，我还能当妈妈吗

♥ 为什么会得子宫内膜癌呢 ♥

在正常月经周期中，随着卵泡的生长，雌激素分泌增加。雌激素作用于子宫内膜，使其增厚。排卵后，卵巢开始产生孕激素，孕激素同样作用于子宫内膜，起到保护和稳定的作用。当雌激素、孕激素撤退以后，子宫内膜剥脱，月经来潮。

长期单一的雌激素刺激而没有孕激素的保护作用，可能导致子宫内膜持续增生，最后变成子宫内膜癌。排卵障碍性疾病，如多囊卵巢综合征；代谢性疾病，如肥胖、糖尿病、高血压；同时，还有分泌雌激素的肿瘤等，都是患子宫内膜癌的危险因素。

♥ 子宫内膜癌患者备孕有什么条件呢 ♥

首先，年龄≤40岁，有强烈的生育愿望；其次，局限子宫内膜，通过磁共振等检查手段排除宫外转移；再次，恶性程度低，进展比较缓慢，病理类型仅限于子宫内膜高分化腺癌；最后，签署知情同意书并进行密切的随访。

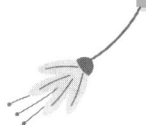

得了子宫内膜癌，怎样怀孕呢

治疗子宫内膜癌的方法主要包括以孕激素为主的药物治疗和宫腔镜下病灶切除术。

子宫内膜癌治疗后尽早怀孕。子宫内膜癌多在孕激素治疗以后 2 年内复发，因此建议尽早进行辅助生育治疗，如人工授精、试管婴儿。自然试孕一般不超过 3 个月，最长不超过 6 个月。

产后子宫仍然面临着肿瘤复发的风险，建议产后切除子宫。如果要继续保留子宫，要充分了解肿瘤复发的风险，进行严密的随访，继续治疗相关危险因素。维持规律的月经，保护子宫内膜。

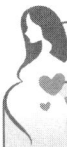

温馨提示

患了子宫内膜癌，应尽早到医院就诊，评估能否保留生育功能，并尽早怀孕！

卵巢保养、卵巢按摩，是福是祸

💜 卵巢有什么功能 💜

卵巢的功能有两个，一个是生殖的功能，另一个是内分泌功能。所谓生殖功能，就是卵巢产生并排出卵子，卵子跟精子结合以后，形成受精卵，从而开始孕育新的生命；内分泌功能，就是分泌女性激素，只有正常分泌这些女性激素，女人才可以成为美丽动人的女人，成为有生育能力的女人，成为健康的女人。

但是卵巢是一个不会生利息的银行，时间一到，她就彻底退休了，她不会因为你吃了什么东西，做了什么事情，出现逆生长，这么一来，似乎卵巢保养极其重要！那么，卵巢保养和卵巢按摩真的有效吗？该如何科学地进行卵巢保养？

💜 市面上的卵巢保养有哪些 💜

首先是理疗、电疗、磁疗。实际上，理疗、电疗、磁疗，就像贴了个暖宝宝一样，只是起到一个保暖的效果，对于卵巢功能的维护是没有效果的。

其次，目前比较流行精油按摩，这也是不科学的，按摩不

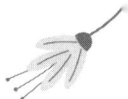

可能改善卵巢的血供，精油也不可能让卵巢恢复青春，所以所谓的精油按摩，其实只是按了个寂寞。因为卵巢体积小，又位于盆腔很深很深的位置，前面是腹壁、肠管、膀胱，所以不是你想摸就可以摸的。很多时候，妇科大夫在做双合诊的时候，都无法摸到正常大小的一个卵巢。如果单纯通过体表就能摸到，恐怕大多出现卵巢囊肿，而反复进行卵巢按摩，有可能导致卵巢囊肿蒂扭转，甚至卵巢囊肿破裂，一旦出现这两个情况，都需要急诊手术，临床上这样的病例不在少数。

最后，还有一种方式是服用保健品，目前市面上一些所谓的养宫护巢保健品里面大多含有三无激素，而这些三无激素可能会让女性朋友轻者患上子宫肌瘤，重者患上乳腺癌或子宫内膜癌，往往得不偿失。

❤ 科学的卵巢保养是什么 ❤

首先要保持良好的心情，学会调整情绪。长期劳累，精神紧张，郁郁寡欢，这些对卵巢的伤害都是非常大的。

其次要保持良好的饮食习惯，饮食营养要足够、均衡、科学。

再次是坚持合理的运动，运动可以促进新陈代谢、促进血液循环、延缓机体的衰老，但重中之重就是要持之以恒，如果三天打鱼两天晒网，那是起不到任何效果的。

最后要保证足够的睡眠，现在的女性都喜欢刷手机，喜欢熬夜，殊不知熬夜会导致皮肤衰老、内分泌紊乱、自主神经功能紊乱。

呵护花蕊——说给人流的女孩子听

❤ 什么是人工流产 ❤

流产是指妊娠不足 28 周，胎儿体重不足 1kg 而终止妊娠者，又分为自然流产和人工流产。

自然流产是因胚胎因素、环境因素或母体因素而导致妊娠终止的一种妇产科常见病。

人工流产是指因避孕失败导致意外妊娠后，在妊娠早期人为地终止妊娠的方法，仅能作为避孕失败的一种补救措施，不能直接作为节育方法。人工流产可分为药物流产和手术流产。前者通过口服相关药物使胚胎排出体外，多用于存在手术禁忌的宫内妊娠者；后者是通过负压吸引或钳刮术，将已成形的胚胎强行清理出母体，如人流、无痛人流、超导可视无痛人流等均属于后者。

❤ 人流的主要危害有哪些 ❤

1. 影响将来的生育

特别是短期内多次人工流产，容易引起输卵管炎、宫颈和宫腔粘连、闭经等，因而造成继发性不孕、习惯性流产及早产率偏高。

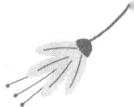

2. 手术直接的危害

（1）术中出血量多，严重者可能导致死亡。

（2）子宫穿孔，如果不能及早发现和治疗，会危及生命。

3. 术后感染

急性子宫内膜炎，若治疗不及时甚至可发展为败血症、盆腔炎、附件炎、宫腔粘连等。

4. 其他危害

（1）漏吸或吸宫不全需要再次手术。

（2）一旦发生羊水栓塞，死亡率最高可达 40%。

（3）部分流产后的女性会出现心理阴影，严重影响工作和生活。

♥ 人流术后我们能做什么 ♥

一般人流术后 12~20 天，卵巢恢复排卵功能。但具体的也因人而异，由于个人体质不同，受饮食、环境、情绪的影响，有的人提前，有的人推迟，大多数情况下在术后 15 天左右基本恢复正常排卵。所以科学避孕非常重要。

1. 青春期避孕

对于青春期女性来说，过早有性生活对身体发育和健康不利，如确实需要避孕，那么药物避孕、器械避孕、手术避孕都是合适的避孕方式，但最适合的是安全套，不仅能够避孕，还能够预防性传播疾病。

2. 新婚期避孕

以简单、容易掌握、不会给今后的妊娠带来影响为原则，口服短效避孕药是最佳选择。口服短效避孕药副作用发生率低，

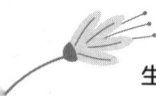

在停用以后即可恢复每月排卵，对于新婚的妇女，停药即可怀孕。

3. 哺乳期避孕

为了不影响幼儿发育及乳汁分泌，这个时期的女性最好选择一些物理方法，如在产后 6 周检查时放置宫内节育器。使用避孕套、女用避孕膜、阴道药环、皮下埋植剂等也是不错的选择，且产后 42 天就可以开始使用。

4. 更年期避孕

大多数情况下，更年期妇女可以选择节育环避孕，不宜选择安全套、避孕药等方法。

5. 特殊患病期避孕

比如有心、肝、肾内分泌疾病的患者，推荐用避孕套、宫内节育器等方式来避孕；患有生殖系统炎症、盆腔感染史者则不宜放置宫内节育器，应选择口服避孕药或者皮下埋植法来避孕。

♥ 人流术后的小建议 ♥

1. 人流术后需要适当卧床休息

人流术后需要适当卧床休息，但是不建议绝对卧床，因为术后会有少量的组织留在宫腔里，需要通过子宫收缩使组织排出。所以人流术后，需要适当活动，这样才能促进子宫收缩，有利于残留组织排出。但不建议做剧烈运动或重体力劳动。

2. 坚持做好避孕

人流术后卵巢和子宫功能逐渐恢复，卵巢按期排卵，如果不坚持做好避孕，很快又会怀孕。因此，人流术后，应及早选择可靠的避孕措施。

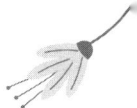

3. 保持外阴清洁，严禁性交

人流术后子宫口还没有完全闭合，子宫内膜也有一个修复的过程。由于子宫内膜留下创面，阴道分泌物增多，使之成为细菌感染、繁殖的温床。因此，要特别注意外阴部的清洁卫生，及时淋浴清洗外阴部。

4. 加强营养物质摄入

人流术后，应多吃些营养丰富的食品及新鲜蔬菜和水果。人工流产后半个月之内，饮食上应做到均衡、合理、低脂，多吃高蛋白类食品等。

高龄女神备孕攻略

♥ 冻龄女神就能打破生育魔咒吗 ♥

在当今社会，女性同胞们在追求事业成功的同时，也都渴望有幸福完美的家庭，因此高龄生育屡见不鲜，特别是娱乐圈，高龄生育的现象更是层出不穷。同时，她们也一再突破了生育的年龄极限，甚至有四五十岁再次产子的情况。

那这样突破常规的生育年龄，真的让生育的紧箍咒松开了吗？高龄生育真的就这么容易吗？当然不是。

因为女性的生理决定了女性在出生的时候，卵巢储备功能就已经注定了，也就是说随着年龄的增长，女性的卵子数量和质量都是在下降的。虽然随着社会的进步，女同胞们美丽的年龄增加了，可以从 18 岁一直美到 80 岁，可是自始至终，生育的最佳年龄从来都没有变过，而生育的分水岭一直都在 35~37 岁。对于生育而言，35 岁就已经属于高龄了。因此，一个 25 岁的女孩子可以对生育说"非常容易"，可是如果到了 35 岁，可能她的生育之路并不会那样一帆风顺，因为年龄是决定生育能力的关键因素。

经过粗略的统计，一般 35 岁以下的夫妻朋友们每月的平均试孕成功率，大约为 33%。可是女性到了 35 岁以后，他们的

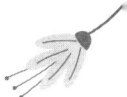

成功率就降低到了 12%。到了 38 岁，大约只有 5%，而 40 岁以后的女性同胞们仅仅为 3%。可以看出，如果到了 35 岁以上，生育真的不容易。

因此，35 岁以上的女性同胞们，如果正常试孕超过半年仍未成功，应警惕不孕的情况。高龄妊娠的风险和难度早已不是秘密，对于高龄女性朋友们，怀不容易，生也很难。高的流产率、早产率和胎儿畸形率，为高龄女性的生育之途带来了不小的困扰。

💗 那如何才能够做到高龄优生呢 💗

高龄女性想来一场"说生就生的生育之旅"真是不容易，因此，做好备孕是关键。下面就来谈一谈高龄女性朋友们高效备孕的小妙招。

首先，开启"好孕"要从关注月经开始。

特别是高龄备孕的女同胞们，一定要先从关注月经开始。如果你平常对"大姨妈"爱答不理，等到想要备孕的时候才想起来关注它，可能就变成对"好孕"高攀不起。因为"大姨妈"是否到来，跟女生的排卵和卵巢功能息息相关，因此对于女性的生育更是关键。

关注月经的周期、经期长短及月经期的一些相关症状对于生育至关重要。同时，月经情况异常也可能提示了女生的一些妇科情况和生育力的改变。

其次，能不能生育，卵巢储备功能是关键。

如果高龄女性朋友们很想知道自己是否还能生育，有医疗条件的情况下要积极到生殖专科进行备孕生育力自查，最重要的就

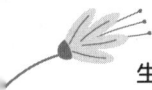

是进行卵巢功能的自查。

同时老夫老妻想要备孕，当然要抓准排卵期了，因此关注"大姨妈"周期也有利于预测排卵期的到来。

我们可以借用一些常用简单的方法，比如说测基础体温变化、用尿测排卵试纸、观察分泌物性状变化等。当然，如果有条件的情况下，最好是到生殖专科进行卵泡监测。这样，相信"好孕"可以快快到来。

当然高龄女性伤不起，因此做好避孕才好怀。建议高龄女性朋友们开启有准备、有计划的孕育之旅，因此更要避免非预期、计划外的妊娠，要不然伤身又伤心。

有计划的高龄优孕，孕前检查少不了。高龄阶段的女性朋友们自然妊娠率降低了，怀孕的风险却增高了，因此孕前检查非常重要。同时，人吃五谷杂粮，难免有些小病小灾。到了一定年龄，往往也会有一些基础疾病。如果既往有不良病史，一定要先评估治疗，然后再开始备孕。同时，既往的妇科情况也要重视，如果有人流史、刮宫史或者是宫外孕史等情况，也建议积极到生殖/妇产科进行生育相关情况的评估和检查，同时既往的一些妇科病变，如宫颈的病变、盆腹腔炎症、子宫内膜异位症/腺肌症、卵巢囊肿等情况也可能为女性的怀孕之旅带来不小的困扰，最终可能导致不孕，必要时须妇科联合生殖科医师共同为生育助力，这样才能够让孕育之旅事半功倍。

那高龄女性的宝宝来不容易，去更伤心。高龄女性朋友们在备孕期间用药更须谨慎。如果备孕期间因为疾病或其他原因需要服药，建议遵从专科医师的医嘱，提前告知医生有生育需求，权衡用药选择。有些小姐妹怕服了药会对孩子产生不良影响，自行

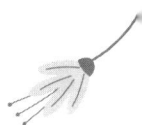

拒绝用药，反而拖延了病情适得其反，这样的情况真不可取。建议谨遵医嘱，不滥用药，不拖延病情。与此同时，在做好用药记录的同时，也要记录好月经的情况，否则用了药又有了孩子，再过来咨询医生孩子的去留，这种情况不仅是为难自己，也为难医生，更是为难了肚子里的宝宝。

同时，到了一定年龄，女性的代谢和年轻的时候不可同日而语。因此，在平衡膳食的同时，更要控制体重，既不能过轻，也不能过重。如果有条件的话，还是要选择最合理的运动方式，这样才能够更快交上"好孕"。

大家都知道，在备孕前 3 个月就可以开始口服叶酸，一般推荐的剂量为 0.4~0.8mg，每天摄入过少或者过多都不适宜。当然，如果有条件，可酌情进行叶酸基因筛查，如果发现叶酸基因有异常突变的情况，口服普通的合成叶酸可能利用效率非常低，还是建议口服活性叶酸代替，或者有条件的高龄女性朋友们直接口服活性叶酸也更利于吸收。

高龄女神们往往都是职场的精英，更是家里的主心骨，因此生活压力一定不小，工作上的应酬也在所难免，可是为了要孩子，还是需要协调生活和工作中的一些不良习惯。比如远离烟酒，尽量避免熬夜等。特别是咱们的高龄女神们，美丽也需要谨慎，想要"好孕"，在备孕期最好不要烫染头发、涂染指甲，日常生活和职业环境中也要避免接触有毒有害的物质。

最后，备孕需要天时地利人和，因此和谐的夫妻关系、温馨的家庭氛围也很重要。备孕时间一久，姐妹们多少都有一些压力，所以希望另一半能多多体谅，相互缓解对方的精神压力，保持心情舒畅，才有利于宝宝尽快到来。

再次强调，高龄女性朋友，如果已经备孕超过了半年，还没有怀上，建议到正规的生殖医学专科就诊，进行相关的生育咨询或者是诊疗，这样更有利于圆梦孕育之旅。当然，不管年龄多大，备孕都需要有全方位的考虑，做好全面的身心准备才是关键。

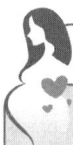

温馨提示

高龄女神不易做，优生好孕有妙招；

科学备孕功加倍，生殖专科助力多！

剖宫产后再怀孕，会子宫破裂吗

随着二孩、三孩政策的放开，一胎是剖宫产的备孕妈妈咨询最多、最担心的问题之一就是剖宫产后子宫上留下的瘢痕。如果再怀孕，是否会增加子宫破裂的风险？我们将从"剖宫产后再次妊娠有什么风险""剖宫产后再次妊娠最好的时机是什么时候"，以及"剖宫产后再次妊娠孕产期需要注意哪些"这三个角度来进行探讨。

♥ 剖宫产后再次妊娠有什么风险 ♥

剖宫产后，子宫上留下了一道瘢痕，这种情况被称为"瘢痕子宫"，而剖宫产的切口多为子宫下段横切口。在子宫上留下瘢痕最常见的原因是剖宫产，除此之外，还可见于子宫肌瘤切除术，人工流产或者清宫术导致的子宫穿孔、子宫畸形手术（如残角子宫切除等）。瘢痕子宫再次妊娠存在一定的风险，如发生子宫破裂、子宫瘢痕妊娠等，而瘢痕妊娠，即孕囊种植在子宫瘢痕处，胎盘进一步向肌层生长，如同树根向肌层侵袭一般，发生胎盘植入，最终存在导致子宫破裂大出血的风险。

💗 剖宫产后再次妊娠最好的时机是什么时候 💗

我们需要了解一下子宫瘢痕愈合的过程：子宫切口的愈合分为纤维瘢痕修复、瘢痕成熟和瘢痕肌化三个阶段。瘢痕的成熟在术后 3~6 个月完成，而愈合的第三阶段可能需要更长的时间，所以临床上要求瘢痕子宫妇女再次妊娠的时间至少在剖宫产术后 2 年，然而，子宫切口的愈合并不是时间越久越好，术后 2~3 年是子宫切口愈合的最佳时期。子宫瘢痕的厚度是否有最佳的标准？目前尚无统一的标准，一部分专家认为，如果子宫下段肌层厚度超过 3mm，可能提示这样的子宫下段更为牢固，但这并不意味着试产绝对安全可靠，具体还要咨询专科医生。评估子宫瘢痕厚度和愈合的情况有以下几个方法：经阴道子宫超声检查、子宫碘油造影、子宫超声造影、宫腔镜检查以及盆腔 MRI 检查等。

💗 剖宫产后再次妊娠孕产期需要注意哪些 💗

为了确保安全，建议剖宫产术后至少 6 个月再计划妊娠，并在妊娠前通过阴道超声检查评估子宫瘢痕的愈合情况。早孕期应进行彩超检查以排除瘢痕妊娠；中晚孕期（22~24 周）需要进行系统彩超检查，以确认胎盘位置及其与瘢痕的关系。对于存在疑虑的情况，在孕 28~30 周时重复超声检查，必要时利用 MRI进一步明确诊断。

为降低子宫破裂的风险，孕妈妈们可以采取以下措施。

1. 适当家务劳动

避免过度劳累，合理安排日常活动。

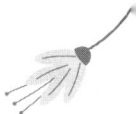

2. 注意出行安全

乘车或步行时尽量避开人群密集的地方，减少碰撞风险。

3. 优化睡眠姿势

选择仰卧位或侧卧位，以保证舒适和安全。

4. 适度性生活

根据医生建议调整性生活的频率和强度。

在分娩方式的选择上，无论是再次剖宫产还是尝试阴道分娩，都应在专业医生指导下决定，以确保母婴的安全。

40 岁女性经量少了还能怀孕吗

40 岁女性出现月经量减少，但是她还是有强烈的生育要求。那她是否可以怀孕呢？我们将从以下几个方面进行探讨。

💜 高龄女性经量少的原因有哪些 💜

1. 子宫内膜受损

各种宫腔手术、子宫内膜炎、子宫内膜结核等。

2. 内分泌疾病

以卵巢功能减退为多见，也可能出现多囊卵巢综合征、高催乳素血症及其他内分泌疾病，如甲亢、甲减、糖尿病。

3. 药物影响

曼月乐、口服避孕药及部分感冒药都可能出现经量减少，停药后症状可恢复。

4. 其他原因

精神状态不佳、情绪压力大或因减肥导致营养不足等原因。

💜 高龄女性的生育率呈下降趋势 💜

第一，女性最佳生育年龄是 25~35 岁。随着年龄增长，女性生育力下降，妊娠率、活产率降低，多产率升高。

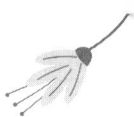

第二，女性自然受孕的机会随着年龄增长呈下降趋势，特别是 35 岁以后出现非常明显下降。

第三，35 岁以后的妊娠率、活产率明显下降，流产率升高，年龄越高，变化越明显。

💗 40 岁女性怀孕概率统计 💗

不同国家女性不同年龄段的妊娠数据显示，40 岁女性的妊娠概率大约为每千名女性中有 200 人（即 20%）仍能成功怀孕。这表明虽然生育能力有所下降，但仍然存在怀孕的机会。

💗 评估生育能力的方法有哪些 💗

性激素检查，通常在月经周期的第 2~5 天抽血。

AMH 检查，任何时间都可以抽血。

窦卵泡数（AFC）检查，可以在月经周期的第 2~5 天经超声检查。

阴道三维彩超，协助诊断宫腔粘连等结构问题。

临床中一般只需要看三个指标就可以判断卵巢功能：窦卵泡数、AMH 及性激素。性激素中 FSH 水平＜10IU/L，正常值；FSH 水平＞10IU/L，提示卵巢功能下降；FSH 水平＞40IU/L，需要注意卵巢功能早衰。窦卵泡数＜5 个，考虑卵巢储备能力不足。

💗 高龄女性，我们如何促进生育呢 💗

1. 高龄女性经量少，卵巢储备能力正常

促进生育的注意事项有以下四点。

（1）调整心态，释放心理压力。

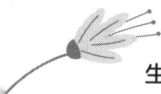

（2）正常的性生活，月经干净后间隔 2~3 天同房 1 次。

（3）合理饮食，适当运动，常规孕前检查，避免过度干预。

（4）如果检查发现高龄女性有宫腔粘连，需要进行宫腔镜下宫腔粘连分离术，必要时监测排卵与促排卵。

（5）若正常性生活，未避孕未孕超过 6 个月，需要考虑不孕症的可能，要积极处理。

2. 高龄女性经量少，卵巢储备能力差

我们建议要尽早做试管婴儿，增加妊娠成功率，且酌情考虑借助第三代试管婴儿技术，以降低流产率及胎儿异常发生率。

高龄女性经量少，有机会怀孕。生育率评估是关键，根据检查结果，酌情处理。同时，要坚持调养身体，不要轻言放弃。

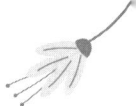

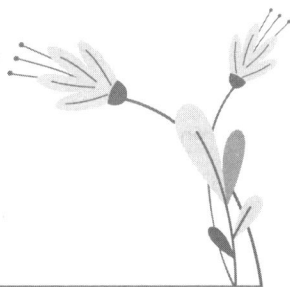

修炼"生育力",从现在做起

随着三孩政策的推行,现代的大龄女性既欢喜又烦恼。欢喜的是,又可以添丁了;烦恼的是,自己还生得出来吗?年龄大了生的宝宝会健康吗?

❤ 什么是生育力 ❤

生育力是指女性在月经周期正常的情况下,能够自然怀孕并生育健康婴儿的能力。最佳年龄为 23~29 岁,在此期间生育能力最强;超过 35 岁后,生育能力明显下降。

❤ 影响生育力的因素有哪些 ❤

女性的生育力受到多种因素的影响,年龄是影响生育力的一个重要因素,是评估女性生育力最重要的因素之一。影响生育的因素还有遗传、疾病、感染、不良生活方式等。

30 岁以后,随着年龄的增长,卵巢储备功能逐渐下降,卵母细胞数目减少,染色体非整倍率增加,导致卵子发育不良、不排卵等问题增多。医学上将年龄≥35 岁的妇女称为高龄孕妇。由于女性在 35 岁以后,身体的各项功能会持续衰退,增加了高龄妊娠的一系列风险,如难怀孕、易流产及并发症增加等。

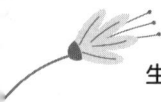

说明：年龄越大，卵巢的储备越低，卵子的数量和质量都会随着年龄的增长而逐渐变差，从而导致生育力减弱。

♥ 如何提高生育力 ♥

想提高生育力，需要从现在做起。

1. 适龄造人

即在合适的年龄阶段造人。最佳的年龄阶段是 23~29 岁。

（1）在年轻时应该完成生育任务，尽量避免高龄生育。

（2）若已高龄（年龄＞35 岁），宜尽快完成生育。

2. 孕前检查

主要是遗传咨询，排查相关疾病，控制感染，必要时借助辅助生殖技术进行助孕。

什么情况下需要助孕？

（1）年龄达 30 岁，原因不明不孕者，应考虑助孕。

（2）年龄 35~40 岁，应尽量避免费力或者不必要的检查，尽快采取助孕措施。

（3）年龄 40 岁以上，应该严格评估生育能力，并根据需要助孕。

3. 调整生活方式

（1）戒烟禁酒，拒绝熬夜。

（2）坚持运动。

（3）饮食平衡，控制体重。

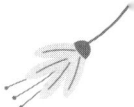

无痛人流真的轻松无害吗

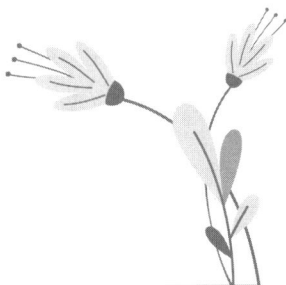

❤ 什么是无痛人流 ❤

无痛人流是指麻醉医生进行静脉注射或气体吸入的全身麻醉后，由妇产科医师进行的人工流产，其本质是应用宫颈钳、扩宫棒、子宫探针、吸管等进行负压吸宫术，将子宫内的妊娠产物吸出，达到终止妊娠的目的。

❤ 人工流产有什么危害 ❤

1. 手术风险和并发症

（1）术中：大出血、子宫穿孔、宫颈裂伤、人流综合征、麻醉意外。

（2）术后：人流不全、感染、输卵管阻塞、宫腔宫颈粘连、子宫内膜异位症，有些还会对心理造成很大伤害，严重者会出现月经不调，甚至继发不孕。

（3）若再次妊娠，妊娠结局也可能会出现异常，如宫外孕、反复流产、早产、胎盘异常等。

（4）人工流产会通过神经内分泌系统抑制下丘脑、脑垂体、卵巢、子宫的功能，导致月经期延长、周期不规律，还有排卵

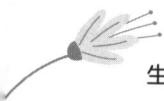

异常。

2. 宫腔操作后的感染风险

宫腔操作后，细菌容易繁殖，若在感染后未及时进行治疗，感染会逐渐蔓延，导致子宫内膜炎、附件炎及盆腔炎等，盆腔粘连还会导致输卵管堵塞。

3. 子宫内膜损伤与宫腔粘连

在人工流产过程中，当子宫内膜受到损伤，子宫内膜的基底层裸露出来，子宫内膜不能再生，就会形成宫腔粘连。

4. 心理健康影响

部分流产后的女性会有心理阴影，严重影响工作和生活。

特别提醒：人工流产，特别是短期内多次重复人工流产，容易影响将来的生育，一次人工流产导致不孕的概率约为 1%，每增加一次就增加 3%~5%，超过四次人流，不孕症发生率达92.13%，每次人工流产都有可能是最后一次怀孕。

❤ 如何减少人工流产的危害 ❤

目前人们常用的避孕方法有避孕套、避孕药、避孕环、安全期避孕、体外射精等。

❤ 推荐三种自主高效的避孕方法 ❤

1. 避孕套　避孕效果高达 98%

需要注意：每次性生活都需要坚持全程并正确使用。

2. 复方口服避孕药　避孕效果高达 99%

适应证：适用于未婚、未生育和一年内有生育计划的女性。

不推荐：肥胖、年龄>35 岁合并吸烟、有深静脉血栓病史

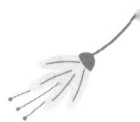

或家族史、哺乳期的女性。

3. 宫内节育器　避孕效果高达 99%

适应证：已婚已育，两年内不打算生育的女性。

其中，宫内节育器分两类。

（1）铜的宫内节育器——铜环

特点：方便，并且价格经济实惠，但是它可能会引起经血量增加、经期延长及宫腔感染。对金属过敏、痛经、经量多的女性并不适用。

（2）新型的含药宫内节育器——曼月乐

特点：适用于所有有避孕需求的女性，特别是做过剖宫产或者多次人流的女性。曼月乐比铜环有着更高的避孕有效性，它不仅可以高效避孕，并且可以预防和缓解多种妇科疾病，预防盆腔炎、子宫肌瘤、子宫内膜异位症、子宫内膜癌的发生；可以缓解痛经、减少经量，使月经更轻松。

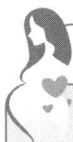

温馨提示

无痛≠无害

正确对待治疗性流产，若已患病必须进行治疗性流产的，应将伤害降到最小。

到正规医院手术，并做好术后复查，及时止损。

打败肿瘤君还能当妈妈吗

♥ 如何定义生育力 ♥

女性的生育力是指女性产生的卵母细胞分裂成卵泡，卵泡中的卵子能够和精子结合受精，并且孕育成胎儿的能力，也称为"做母亲的潜力"。

生育力保存是指通过各种手段，包括手术、药物或者是实验室技术，为存在不孕风险的各个年龄段的女性提供帮助，以保护和保存其产生遗传学后代的能力。

女性肿瘤患者生育力下降的原因，除了肿瘤本身及治疗肿瘤的手术对生育力的破坏，比如妇科的肿瘤（卵巢肿瘤、子宫内膜肿瘤、宫颈癌等），还有化学药物治疗和放射治疗（简称化疗和放疗）的影响，治疗原理是通过药物或者放射线杀灭处于分裂期的细胞，对肿瘤细胞和人体自身健康细胞实施无差别攻击。女性卵巢内卵母细胞经过细胞分裂，逐渐发育成为成熟卵细胞，在分裂期间的卵细胞容易遭受化疗药物和放射线的杀伤，从而引起恶性肿瘤患者的生育力下降。当然，恶性肿瘤患者群体也不能忽视，在肿瘤治疗过程中，患者长期处于精神心理高压状态，从而影响生殖内分泌系统，导致内分泌紊乱。这种长时间的精神心理

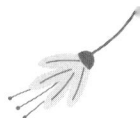

抑郁状态也会影响女性的生育力。

❤ 女性肿瘤患者生育力保存的意义是什么呢 ❤

随着医疗技术的发展，尤其是肿瘤早期诊断技术的进步，以及女性健康意识的加强，越来越多的年轻女性被诊断出患有肿瘤。这使得有生育需求的年轻女性肿瘤患者数量也在增加。

❤ 为什么以前没有肿瘤生育力保存 ❤

整体医疗技术的提高，早期诊断疾病技术的发明，治疗方案的改进，新型化疗药物的面世，使得年轻肿瘤患者的疾病治愈率和生存率明显改善，所以更多的青春期和育龄期肿瘤患者有望被治愈，或者生存期明显延长，在此情况下，患者的生育需求亟待满足，生育力保存才具有重要的意义。

❤ 哪些女性患者可以考虑进行生育力保存 ❤

当育龄期及育龄前期女性出现以下情况时，经医生对病情进行综合评估后，可考虑进行生育力保存：首先是罹患恶性肿瘤，如乳腺癌，宫颈癌、肾癌、骨肉瘤及白血病等；其次是患有严重的自身免疫性疾病，造血干细胞移植相关疾病，还有具有早发性卵巢功能不全倾向性的疾病等。

❤ 生育力保存的方法 ❤

生育力保存的方法主要有三种：①卵巢移位，即手术将位于盆腔内的卵巢组织移位至盆腔外或者腹膜后，避免盆腔放射治疗中盆腔被直接照射；②药物治疗，简称卵子沉寂，让卵细胞不进入分裂周期，从而减轻化疗药物对活跃的分裂细胞的损伤；③组织细胞的冷冻，包括胚胎的冷冻、卵子的冷冻和卵巢组织的冷冻，需要借助辅助生殖技术（俗称试管婴儿）进行生育力保存。

胚胎冷冻是指在试管婴儿过程中把可移植胚胎进行冷冻，再在适宜时间解冻胚胎后进行胚胎移植，冷冻的胚胎就像直接保存的"种子"，技术最成熟，成功率最高，适合育龄期已婚女性，也是北美生殖委员会认可的唯一可以在临床实施的生育力保存方式。但对于雌激素依赖性的肿瘤，试管婴儿胚胎冷冻技术的安全性尚无定论，主要是因为超促排卵过程中，体内的激素水平是明显超过正常激素水平的，是否会有促进雌激素依赖性肿瘤发展的作用尚无定论。胚胎冷冻保存生育力的方式不适合已经开始化疗，或者是恶性程度很高，不能够等待的患者。

冷冻卵子，又称"雪藏卵子"，卵细胞取出后不与精子授精，直接冷冻起来，就像保存"鲜花"一样，这朵"鲜花"需要经历冷冻、解冻复苏、"授粉"、结成"种子"，然后再来播种。和胚胎冷冻相比，卵子冷冻的技术有待成熟，因为卵子是人体最大的细胞，在冷冻和复苏过程中细胞损伤会相对比较大，复苏后的卵子与精子受精形成受精卵，发育成胚胎，移植后真正成为健康孩子的概率还是比较低的。冷冻卵子分为两类，一类是冷冻成熟的卵母细胞，复苏后胚胎移植妊娠成功率为30%，个别文献报道达到65%，主要是和冷冻的卵母细胞的质量和数目有关系；另一类就是未成熟卵冷冻，其复苏后妊娠率低，大概20%，主要适用于卵巢不适合进行促排卵或者肿瘤治疗没有办法推迟的患者，随机把卵巢中的卵子取出来进行冷冻。

冷冻卵巢组织，是指将手术切除的卵巢组织直接快速冷冻。

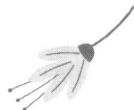

这一过程，就相当于把一棵"小树苗"提前冻起来。后面需要把这个"小树苗"复苏后种植下去，再让它开花、授粉、结成"种子"进行播种，最终长成一棵新的小树苗，该技术难度高，成功率低。它主要适用于时间很紧迫，或者不能进行卵巢刺激的患者，比如青少年和儿童的恶性肿瘤患者，因为他们的性腺尚未发育成熟，所以没有办法进行卵巢刺激然后再进行胚胎冷冻或者卵子冷冻。对于这些患者，卵巢组织冷冻是保存生育力的唯一可行方式。卵巢组织冷冻还可以进行自体原位或者异位移植，并且可以多次移植，移植成功的组织在体内卵泡发育的这个过程中，会同时产生生理需要的性激素，实现正常排卵，甚至有一部分人可以通过自然怀孕或者试管婴儿成功受孕。

子宫肌瘤手术后备孕策略

❤ 什么是子宫肌瘤 ❤

子宫肌瘤是女性最常见的盆腔良性肿瘤之一，据统计，在育龄期女性中的发病率可达 25%，而在围绝经初期的女性中，其发病率可以达到 70%。大部分子宫肌瘤可能没有任何临床表现，通常是在体检 B 超时偶然发现，部分患者表现为月经量多、盆腔疼痛、性交痛、腹部包块、白带异常、贫血，以及由盆腔压迫引发的相关症状，比如尿频、排尿困难、尿潴留和便秘等。

❤ 子宫肌瘤都需要手术吗 ❤

并不是所有的子宫肌瘤都需要手术。需要根据子宫肌瘤的类型、位置、大小、数目，以及患者的年龄、症状、是否有生育要求、是否临近绝经期来综合决定治疗方案。治疗方式可选择定期随访、药物治疗、手术治疗等，以保证患者可以正常生活，无明显不适症状。很多子宫肌瘤患者没有任何临床表现，仅在体检时通过 B 超检查偶然发现，可以不通过手术来解决，甚至不需要特殊治疗。部分临床症状轻的患者，临近绝经期、处于术前准备阶段或全身情况不宜手术者，可采用药物治疗。

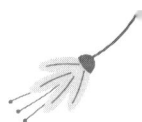

那么，哪些子宫肌瘤需要做手术呢？

子宫肌瘤体积大或生长速度快；子宫肌瘤合并月经量多或者是异常子宫出血；因子宫肌瘤出现全身性表现，比如贫血、头晕、心率过快等症状；子宫肌瘤合并不孕的患者，尤其是肌瘤＞4cm，怀疑有恶性病变可能的子宫肌瘤，需要手术切除瘤体送病理检查来判断良恶性；绝经后没有进行激素替代治疗，但是肌瘤仍然在生长。

子宫肌瘤切除术后多久可以怀孕

子宫肌瘤切除术后为什么要避孕呢？因为通过子宫肌瘤切除术去除瘤体，若为单发大肌瘤，子宫上会留下一道大的瘢痕；若为多发子宫肌瘤，子宫上的瘢痕就是千疮百孔，而子宫上的瘢痕修复需要时间。根据肌瘤的位置、类型、大小和术中是否突破子宫肌肉全层，肌瘤术后避孕时间不一样。具体的避孕时间需要手术医师根据术中情况，明确告知患者。浆膜下子宫肌瘤，尤其是带蒂子宫肌瘤及黏膜下子宫肌瘤，术后避孕的时间比较短，为3~6 个月。肌壁间肌瘤，术后避孕时间就会比较长，尤其是手术过程中突破了全部肌肉组织层，进入了宫腔的，术后避孕时间在1~2 年。子宫肌瘤术后患者如果过早怀孕，存在子宫破裂、瘢痕妊娠等高危妊娠情况的风险。

手术后避孕期间，备孕可以做什么呢

手术后的避孕期间，备孕夫妇可以做什么呢？

夫妻双方在避孕期间做好生活方面的准备，改善不良生活作息，禁烟限酒，避免接触有毒、有害物质及放射性环境。生殖

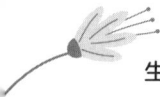

科医师建议夫妻双方同时就诊，男方查一下精液常规和男科专科检查，女方可以进行卵巢功能的评估、输卵管通畅性检查、性激素水平检测，以及子宫内膜和排卵情况的监测。避孕期间的各项检查及准备工作，是为了在备孕时能够更加高效、准确地进行准备，避免走不必要的弯路，节省时间。

如果男科及精液的检查都是正常的，则可以结合女方情况开始备孕。如果男科和精液检查有轻微异常，可以在避孕期间通过药物或其他方式进行调理，若治疗效果良好，可尝试自然受孕。性功能障碍，或者精液质量差，经过治疗后仍不能达到自然怀孕的标准，可以直接考虑人工授精或者试管婴儿技术。若精液质量极差，甚至为无精子症，可以考虑直接做试管婴儿。

女方优生及不孕检查较多，特别是子宫肌瘤切除术后的患者，应重点关注生育相关的指标筛查。例如，经阴道超声检查可以无创地监测子宫内膜形态及厚度，并及时发现和处理如子宫内膜息肉、宫腔粘连等可能影响怀孕的问题，提前为胚胎着床创造良好条件。而且通过超声监测卵巢内卵泡的生长发育情况，指导同房可增大怀孕概率，如出现卵泡发育或排卵问题，建议直接进行促排卵或者试管治疗。积极进行输卵管通畅性检查，如果输卵管不通，建议手术复通输卵管或者直接试管婴儿治疗。如果出现女方卵巢功能减退，可直接进行人工授精或试管婴儿的治疗。尤其对于卵巢功能极度低下者，在术后可立即进行试管婴儿累积胚胎来提高妊娠率。

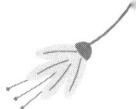

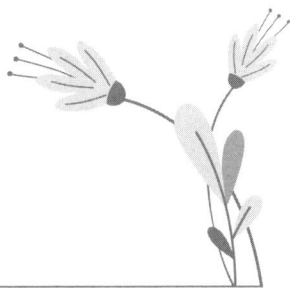

大龄男性备孕要注意什么

❤ 男性高龄的定义是什么 ❤

一项研究数据检验男性从 35 岁开始连续 17 年的精子密度，发现其总共下降了 32%，每年约下降 1.9%。狭义的高龄定义为 >35 岁，因为此时精子质量开始持续下降；广义的高龄定义为 >40 岁，因为此阶段使配偶怀孕的风险显著增加。

❤ 高龄精子有哪些危害 ❤

增加孕妇早产概率，增加儿童患癫痫（羊痫风）概率，增加低出生体重儿及抢救新生儿的风险，增加胎儿基因突变的风险，增加儿童智力发育障碍及精神疾病的风险。

❤ 高龄精子对孕妈的影响有哪些 ❤

精子质量下降、活力减弱、形态异常，甚至出现死精等因素，会影响受孕成功率；增加孕妇自然流产的风险；增加孕妇妊娠期患糖尿病的风险。

高龄备孕意味着更高的风险，因此建议尽早规划！

温馨提示。

　　减少熬夜次数，增加运动量！少烟少酒，避免长期处于高温作业环境和接触辐射，有助于孕育健康的下一代！

子宫壁上多了个"坑"，我还能怀孕吗

子宫壁上的"坑"就是通常所说的子宫憩室，全称为剖宫产术后子宫瘢痕憩室，是指剖宫产术后子宫切口愈合不良，导致子宫瘢痕处肌层变薄，形成一个与宫腔相通的凹陷或腔隙。这种情况可能导致部分患者出现一系列相应的临床症状。子宫憩室是剖宫产术的远期并发症，症状出现的时间长短不一，平均为剖宫产术后6个月，病因尚不清楚。

子宫憩室在大多数情况下没有异常表现，仅有6.9%的孕妇会出现一些症状。子宫憩室会储存少量月经血，导致月经淋漓不净。子宫正常形态的改变及长时间的异常流血也会增加妇科炎症的发生率，进而导致不孕及慢性腹痛。

相对于子宫憩室的症状而言，它所带来的另一种隐患则更加严峻。如果胚胎着床在憩室中，就会发生剖宫产术后子宫瘢痕妊娠；随着胎儿逐渐长大，胎盘会与子宫越长越紧密，形成凶险性前置胎盘；子宫憩室越撑越薄，最终导致破裂，而这些并发症绝大多数会伴随大出血，对母体和胎儿构成生命危险。

子宫憩室的诊断主要是通过患者的子宫手术病史、临床症状及超声、磁共振等影像学检查来综合判断。若诊断为子宫憩室，治疗方案须依据个人的具体情况而定。如果没有症状，也

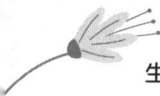

没有生育要求，可以暂时不处理，定期检查即可；如果有生育要求或者有相应的临床症状，可以选择药物治疗或者手术治疗。如有再次生育的需求，孕前做好检查，在身体状况良好的情况下可以尝试怀孕，早孕期注意剖宫产术后子宫瘢痕妊娠，一旦发生做到早诊断、早治疗，孕期加强产检，多与医生沟通，特别是孕晚期一旦出现阴道大出血或剧烈腹痛，及时就诊，可以降低不良事件发生的风险。

近年来，子宫憩室的发生率有增加的趋势，如果备孕前进行充分的专业评估，出现症状及时就医、及时处理，绝大多数情况下都可以化险为夷。

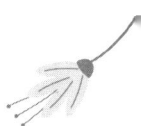

年龄大不是事，做个试管不就成了

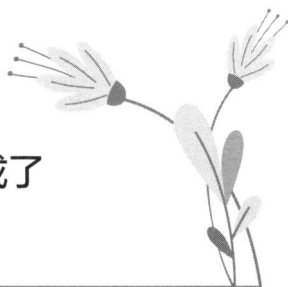

随着全面二孩、三孩政策的放开，给不少家庭敞开了再要一个孩子的大门。经常有姐妹说自己年龄大了，怀不上，没事，做试管，一做就能成功！然而，事情真是这样的吗？试管婴儿技术真像他们所说，是解决问题的"万能钥匙"吗？

❤ 试管知多少 ❤

试管婴儿技术，学名体外受精-胚胎移植技术（IVF-ET），是辅助生育的重要手段之一。

试管治疗主要包括五个步骤：①女方使用药物促排卵，使卵巢内的多个卵泡发育成熟；②在 B 超引导下穿刺取卵，同时男方通过手淫取精；③取出的精子和卵子经过实验室处理后，在体外受精培养形成胚胎；④将胚胎移植入子宫腔内；⑤用药物黄体支持保胎。大约移植后两周，就可以开始验孕了。

试管与自然怀孕有什么区别呢？其相同点主要表现为形成胚胎的原材料是相同的，都是来源于爸爸的精子、妈妈的卵子；孕育胎儿的场所是相同的，胚胎都需要在妈妈的子宫中生长发育成熟，最后分娩。不同点主要表现为精子、卵子受精的地点不同，自然怀孕时，精子、卵子是在输卵管中受精结合形成胚胎；而在

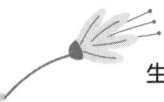

试管婴儿技术中,精子、卵子分别取出,在体外完成受精。

试管能解决哪些不孕的问题?一方面,输卵管因素导致的不孕。试管婴儿技术是把精子、卵子取出,在体外受精,不需要用到输卵管。所以,任何原因导致的输卵管梗阻不通,甚至输卵管切除、先天缺如,通过试管婴儿技术都可以达到非常满意的妊娠结局。另一方面,精子问题。试管婴儿技术可以在体外对精液进行优化处理,得到浓度较高、质量较好的精子,然后再使其与卵子受精。即使对于极重度的少弱畸形精子症,也可以通过二代试管婴儿技术,使精卵受精结合形成胚胎,达到怀孕的目的。除上述情况外,常见的子宫内膜异位症、排卵障碍、免疫因素等导致的不孕及不明原因不孕,都是试管婴儿技术的适应证,助孕效果良好。

♥ 高龄生育的困境现状是什么 ♥

高龄生育是指女性在 35 周岁及以上进行生育。目前,高龄生育的普遍现状是怀孕率低、流产率高,即使通过辅助生殖技术也是如此。

高龄妇女如果怀孕了,会增加孕期并发症的发生风险,例如妊娠期高血压、糖尿病等。此外,分娩时难产、产后出血的概率也会明显增加。高龄怀孕还可能导致胎儿畸形率升高、新生儿出生缺陷及子代远期疾病等问题。

♥ 高龄生育困境的原因有哪些 ♥

第一,卵巢功能的下降,包括三个方面:一是卵子数量的减少,女性的卵子是不可再生的,在妈妈肚子里的时候,总数就已经确定,出生后不再增加,却在不停地凋亡消耗。所以,随着年

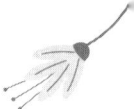

龄的增加，卵子的数量是不断减少的。二是卵子质量在不断地下降，导致卵细胞的受精能力以及胚胎的发育潜能降低。三是高龄女性成熟卵子染色体异常的比例明显升高，是导致胚胎染色体异常率增高的重要原因。

第二，男性高龄精子质量下降，也是胚胎质量差的一个不容忽视的原因。

第三，高龄女性子宫接受胚胎的能力下降。子宫内膜是成功妊娠的重要因素，好的子宫内膜为胚胎种植提供良好的环境，不好的内膜就犹如贫瘠的土地，再优良的种子也难以生长。随着年龄的增加，女性子宫内膜的成分发生改变，子宫内膜的血流量也相对减少，导致子宫接受胚胎的能力下降。另外，高龄女性患子宫肌瘤、子宫内膜息肉等病变的概率增加；同时，盆腔炎、流产、剖宫产等使子宫受伤害的机会也明显增加。这些不良因素均不利于胚胎孕育，增加了孕产期的不良风险。

第四，随着年龄的增加，身体各项功能衰退。高龄女性患各种内外科疾病，例如高血压、糖尿病、心脏病等的风险增加，这势必会降低生育力，且增加孕产期母胎并发症的风险。

第五，高龄妇女骨盆较坚硬，韧带、软产道弹性小，子宫收缩力减弱，容易造成产程延长、难产、产后出血、新生儿产伤及新生儿窒息等情况。

第六，高龄妇女生育力下降，如果进行辅助生殖助孕，需要花费更多的金钱和时间，且成功率低、流产率高，故心理压力大。同时，由于多年的不孕，来自社会和家庭的压力也是不可避免的。所以，高龄女性承受着更多的心理压力，而过大的心理压力反过来又会影响生育，抑制排卵，引起不孕或增加流产风险。

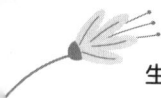

❤ 试管真的能解决所有高龄生育的问题吗 ❤

答案当然是否定的！

试管的确能够解决很多不孕夫妇的生育问题，但是试管不是万能的，试管不能弥补高龄卵巢功能下降所导致的胚胎质量下降、胚胎异常的问题，不能改变高龄所导致的生殖系统疾病和全身疾病对受孕、生育的不良影响。所以高龄试管同样存在妊娠率低、流产率高、畸形率高、孕产期相关风险增加、新生儿出生缺陷、远期疾病风险增加等困境问题。

因此，即便要做试管，也需要尽早行动。女性的最佳生育年龄是 25~30 岁，建议大家尽量在这黄金时段生育。对于高龄夫妇，虽然已经错过了最佳年龄，但仍建议尽早备孕，因为当下就是您目前最好的怀孕时机！

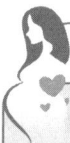

温馨提示

高龄生育困难多，适龄生育莫错过。试管助孕虽高效，并非如意万金油！把握当下早备孕，及时就医保稳妥！

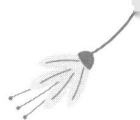

反复胎停，应该如何备孕

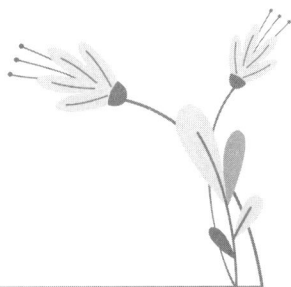

❤ 什么是胚胎停育 ❤

胚胎停育是指妊娠早期胚胎因某种原因停止发育的现象。它有时被称为"胎停"或"胎死腹中"，通俗来说，是指怀孕后胚胎在尚未形成或形成早期就停止了发育。这不同于妊娠中晚期的流产。

胚胎停育后，母体自我保护性地将胚胎排出体外称为"自然流产"，如果排出失败而残留在宫腔内，则称为"稽留流产"。

胚胎停育的发病率为总妊娠的 1%~3%，但近些年有明显上升的趋势。

❤ 引起反复胎停的因素有哪些 ❤

1. 遗传因素

如果本身存在先天性遗传基因缺陷、染色体异常等问题，就会增加发生胚胎停育的概率。常见的遗传问题包括精子或卵子染色体异常等。

2. 激素分泌不足

稳定协调的内分泌系统是胚胎着床发育的基础之一，一旦出

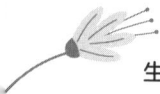

现黄体功能不足、催乳素升高、多囊卵巢综合征等情况，就可能会影响下丘脑－垂体－卵巢轴的功能，导致性激素等分泌异常，从而引起胚胎停育。

3. 子宫结构异常

如果出现宫腔畸形（单角子宫、残角子宫、双子宫等）、子宫肌瘤等异常情况，都有可能影响宫腔内环境和子宫血供，不利于胚胎的着床发育，从而导致胚胎停育。

4. 孕期受到不良因素刺激

孕期受到某些病毒感染，接触有毒化学物质或者放射性物质，服用孕妇禁用药物，受到高温、噪声、微波或精神刺激等因素的影响，都可能引起胚胎停育。

5. 母体本身有全身性疾病

若孕妇本身体质比较差，存在营养不良、过度瘦弱等情况，或者患有全身性疾病，如糖尿病、高血压、黄体功能不全、宫颈功能不全、子宫内膜异位症、免疫功能异常、甲状腺疾病等，都会影响胚胎发育。

6. 男方因素

男性因素，如精子畸形率过高、少弱精、精液中有大量细菌等也可能导致胚胎停育。

❤ 反复胎停，该如何备孕 ❤

复发性流产是指连续发生自然流产 2 次及 2 次以上，在妊娠 28 周之前的胎儿丢失，包括连续发生的生化妊娠。那么，反复胎停，该如何备孕？反复胎停的女性应该做哪些检查？

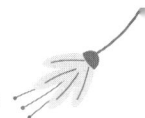

1. 遗传因素

夫妻双方染色体及胚胎绒毛染色体核型分析或微阵列分析，还有地中海贫血（地贫）基因分型。

2. 生殖道解剖结构因素

妇科超声检查、子宫输卵管造影、宫腔镜、腹腔镜。

3. 生殖内分泌因素

性激素、抗米勒管激素、甲状腺功能、葡萄糖耐量试验、胰岛素释放试验、CA125，必要时做子宫内膜活检。

4. 生殖道感染因素

细菌性阴道病、衣原体/支原体、淋菌、优生十项筛查。

5. 免疫因素

（1）自身抗体：抗磷脂抗体、抗核抗体等自身免疫功能异常检测等。

（2）Th 细胞因子。

（3）封闭抗体（APLA），备选。

（4）细胞免疫检查：$CD16^+CD56$（NK 细胞表面标志）、CD19（B 淋巴细胞标志）。

（5）不孕抗体：抗子宫内膜抗体、抗精子抗体等。

（6）血型及抗体：双方检查 ABO 血型、Rh 血型；女方 O 型、男方 A/B/AB 型时，或者一方为 Rh 阴性，另一方为 Rh 阳性者，需要进行血型抗体检查。

6. 凝血功能

凝血功能异常与自然流产密切相关，如血栓前状态可能导致供应绒毛或胎盘的微血管栓塞，导致胚胎缺血缺氧、停止发育。

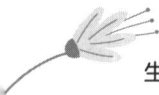

❤ 反复胎停男性应该做哪些检查 ❤

精液分析、抗精子抗体、微量元素、染色体检查、精子 DNA 碎片。

对于少精、畸形精子症患者，选择性检查 Y 染色体微缺失、性激素、生殖器彩超、前列腺液检查等。

对于精液液化不良或弱精子症或精索静脉曲张者，进行生殖器彩超检查及前列腺液检查。

❤ 反复胎停，再次备孕要注意什么 ❤

首先要舒缓心情，预防心理疾病，保持积极乐观的心态；其次要注意饮食，保持营养平衡，避免接触有害毒物和射线；最后要健康运动，维持适当体重，保持良好的身体状态。

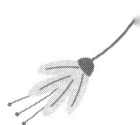

年轻时总是意外怀孕，为什么现在想要个娃这么难

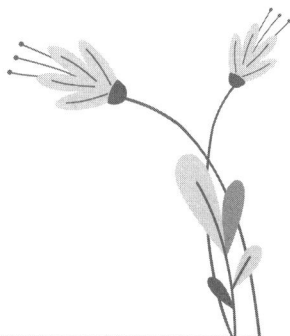

💜 **流产对生育的影响有哪些** 💜

流产分为药物流产和手术流产。其对生育可能造成的危害主要有以下三个方面。

1. 机械性操作对宫腔的影响

手术流产过程中对宫腔进行的机械性操作容易损伤子宫内膜，进而可能导致宫腔粘连。

2. 感染风险增加

流产后宫腔创面及长时间出血增加了感染的风险，容易引发子宫内膜炎、输卵管炎或盆腔感染，这些炎症可能导致输卵管梗阻。

3. 子宫腺肌病风险升高

宫腔的机械性操作可能会增加子宫腺肌病的发病率，进而影响未来的生育能力。

💜 **高龄对生育的影响有哪些** 💜

首先，高龄导致卵巢功能减退，表现为卵子数量减少及质量下降，进而导致胚胎质量的下降；其次，高龄女性随着年龄的增长，子宫内膜的血供减少，影响胚胎着床的成功率；年龄增加还伴随着子宫肌瘤、子宫腺肌病等子宫病变的风险升高，进一步降低子宫接受胚胎的能力；最后，高龄女性患高血压、糖尿病、心脏病等内外科疾病的风险增加，身体各项功能下降，影响生育力。

❤ 现在怀孕难的原因有哪些 ❤

怀孕至少需要具备四个要素：优质的卵子和精子、通畅的输卵管及正常的宫腔环境。

流产、高龄对怀孕的影响包括：高龄导致卵子和精子的质量下降，进而影响胚胎质量；流产容易引发输卵管炎症，增加输卵管梗阻的风险，阻碍受精卵的通过；高龄和流产均可能导致子宫内膜血供减少、子宫病变（子宫肌瘤、子宫腺肌病）增加，降低子宫接受胚胎的能力；高龄女性患高血压、糖尿病等内外科疾病的风险增加，身体各项功能下降，不利于怀孕和维持妊娠。

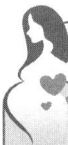

温馨提示

如果近期没有生育计划，请务必选择高效的避孕措施，避免意外怀孕和减少流产对身体的伤害；女性的最佳生育年龄是25~30岁，如果已经错过了这个黄金时期，建议尽早行动，咨询医生并制订合适的备孕计划。

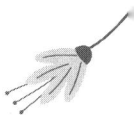

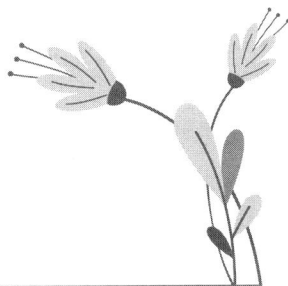

瘢痕子宫何时可以再怀孕

♥ "瘢痕子宫"如何来的 ♥

所谓"瘢痕子宫"顾名思义是指子宫上有瘢痕。这些瘢痕是如何产生的呢？以下是一些常见的原因：例如，大家最熟悉的剖宫产，医生需要切开子宫以取出胎儿，手术后会在子宫上留下瘢痕；还有子宫肌瘤切除术，为了剥除长在子宫肌层内的肌瘤，手术同样会在子宫上造成瘢痕；如果子宫里面多了一道隔帘（子宫纵隔），医生会将其切除，这一过程也会导致瘢痕形成；当宝宝不幸着床于子宫角落（宫角妊娠），医生为挽救妈妈的生命可能会进行宫角切除，这也是产生"瘢痕子宫"的一种情况；既往手术中若发生子宫穿孔或破裂，医生进行修补时同样会在子宫上留下瘢痕；最后，对于某些先天性子宫结构异常的患者，可能需要进行子宫成形术，这也会导致瘢痕的形成。

♥ 将瘢痕的故事完整地讲给医生听 ♥

既然各种情况都会在子宫上产生瘢痕，那就诊时大家一定要把瘢痕的故事完整地讲给医生听，这样医生才能做出正确的评估。我们要告诉医生哪些要点呢？首先是手术时间、手术地点（具体

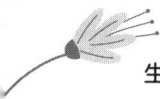

到几级医院）、手术医生的级别、手术名称，术后是否出现发热、伤口感染等情况；其次，最重要的是提供前次手术的手术记录，医生可以从中了解手术具体情况，瘢痕的深度及缝合方式等。

♥ "瘢痕子宫"还能再次入住吗 ♥

子宫上有一道瘢痕，那就好比二手房，如果没有仔细评估就贸然"入住"，确实存在风险。首先，宝宝都喜欢环境好的"房子"，有缺陷的子宫被宝宝选中的机会就会减少，这意味着胚胎着床的成功率可能降低；其次，瘢痕对于受精卵来说就是一道"坎"，如果不巧种在坎里，这下麻烦可就大了，可能会导致一系列并发症，如胎盘植入异常等；再次，毕竟是二手房，抗压性能会变弱，稍有宫缩，发生流产或早产的风险会增加，这就好比二手房的承重能力下降，安全性受到影响。另外，为了修复这个瘢痕，周围的血管会变得更加丰富，那宝宝的营养库"胎盘"也会喜欢这道瘢痕，当胎盘与瘢痕紧密相连时，可能会引发胎盘植入、前置胎盘等问题，给准妈妈带来潜在危险。最后，在晚孕期出现宫缩时，对于二手房来说是一个重大挑战。如果瘢痕处不能均匀收缩甚至发生破裂，后果将不堪设想，这会对母婴安全构成严重威胁。

♥ "瘢痕子宫"何时才能再怀孕 ♥

1. 经历过剖宫产的女性何时可以再次备孕

对于经历过剖宫产的女性，从上次分娩到本次受孕之间的时间被称为"妊娠间隔"。此间隔过短或过长，均可能带来不利影响。

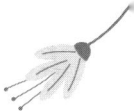

研究表明，过长的妊娠间隔（>5 年）会增加早产、胎膜早破及妊娠期高血压疾病的风险；而过短的妊娠间隔（<12 个月）则会增加早产和其他并发症的风险。因此，研究建议理想的妊娠间隔为 18~24 个月。如果是高龄女性，考虑到生育年龄的限制，这一间隔可以缩短至 12 个月后。然而，如果妊娠间隔<6 个月，则建议终止妊娠，以避免更高的风险。

2. 有子宫肌瘤切除史的女性何时可以再次备孕

对于有子宫肌瘤切除史的女性，根据子宫肌瘤的分型及手术情况，建议宝宝的"入住"时间分别为：肌壁间肌瘤或浆膜下肌瘤切除术后，通常建议术后 3 个月再尝试怀孕；黏膜下肌瘤或其他复杂肌瘤切除术后，建议术后 6~12 个月再尝试怀孕，以确保子宫充分愈合。如果有子宫肌腺症手术历史的女性，则建议术后至少等待 12 个月再备孕，以便子宫完全恢复。

3. 有子宫纵隔切除术史的女性何时可以再次备孕

如果那道瘢痕是宫腔镜下子宫纵隔切除术造成的，那术后要进行二次宫腔镜评估，确认愈合良好后可尽快备孕。如果那道瘢痕是由于切除宫角造成的，这种情况较为复杂，需要医生仔细评估，并根据具体情况提供个性化的备孕时间建议。

💜 "瘢痕子宫"备孕前的准备有哪些 💜

正是因为子宫上有那道瘢痕，所以在准备怀孕前，我们需要详细检查瘢痕的情况。我们可以通过做 B 超、宫腔镜、造影、核磁共振等方法来了解瘢痕情况。如果检查发现存在憩室（局部瘢痕愈合不良），则不应急于备孕。应等待医生进行全面评估，并根据评估结果制订合适的计划，以确保母婴安全。

乳腺癌生育保卫战

♥ 乳腺癌可以怀孕吗 ♥

乳腺癌是全球第一大癌症，在中国，年轻（<40 岁）乳腺癌患者占比超过 10%，而育龄女性中的乳腺癌患者约占 40%。得益于早期诊断和辅助放化疗的进步，乳腺癌患者的 5 年生存率可达 85%~90%，整体 10 年生存率约为 86%，其中约 90% 的患者表达了生育需求。

乳腺癌的患者有强烈的生育愿望，但往往担心怀孕可能对自身的生存产生影响。然而，大量研究表明，乳腺癌后妊娠对生存无负面影响。首先，有生育要求的女性大多处于临床早期阶段，身体状况相对较好，接受化疗的概率较低，卵巢功能受损程度轻；其次，妊娠期间的高激素环境可以促进乳腺干细胞向正常细胞分化，降低机体对致癌因素的敏感性，从而起到保护作用，并具有直接的抗肿瘤效应。此外，胎儿抗原进入母体后，会刺激母体免疫系统的增强，促使母体产生针对相同抗原的抗体，有助于识别并对抗肿瘤细胞。

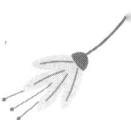

♥ 乳腺癌妊娠是否对胎儿有影响 ♥

对于胎儿而言，母亲患有乳腺癌可能会增加分娩出早产儿及低出生体重儿的风险。然而，胎儿畸形的发生率并未显示出明显变化。

♥ 乳腺癌会影响患者的生育力吗 ♥

乳腺癌患者的治疗通常包括手术、放疗、化疗、内分泌治疗和靶向治疗 5 种主要方法。这些治疗方法可能会造成卵巢功能减退及闭经。虽然内分泌治疗本身不具有生殖毒性，但它需要持续5~10 年，其间患者的卵巢功能会随着年龄增长而自然下降。此外，患者的年龄状况、具体的化疗方案，以及药物使用的时间及剂量都会对生育能力产生不同程度的影响。

♥ 乳腺癌如何进行生育力保护 ♥

乳腺癌可以考虑生育的要求如下：乳腺原位癌手术化疗后；淋巴结阴性乳腺癌术后 2 年；淋巴结阳性乳腺癌术后 5 年；内分泌治疗患者，备孕前 3 个月停药。在决定备孕之前，医患双方要进行充分沟通。

对于预后良好但存在卵巢功能减退中高风险或预期生育年龄≥40 岁的患者，在开始放化疗等治疗前，建议进行生育力保存。具体建议如下：雌激素受体/孕激素受体（ER/PR）阳性的患者建议进行卵巢组织冷冻；ER/PR 阴性的患者，可以选择促性腺激素释放激素受体激动剂（GnRH-a）治疗、卵巢刺激卵子冷冻或卵巢组织冷冻；腺癌 1 号/2 号基因（BRCA1/2）突变患者，建议进行卵巢组织冷冻。

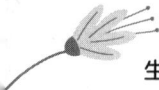

最后，我们总结一下，乳腺癌治疗后妊娠不会影响患者的生存率，但乳腺癌患者在计划妊娠时必须与医生充分沟通，并根据个人情况考虑生育力保护措施。对于有生育需求的乳腺癌患者，合理规划生育时间和采取适当的生育力保存方法至关重要。

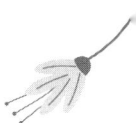

带着子宫肌瘤来要娃，合适吗

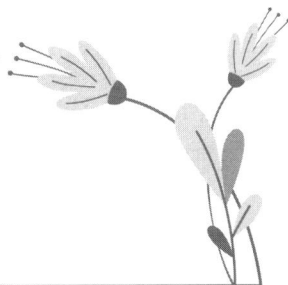

💛 子宫肌瘤发病率是多少 💛

根据现有资料，孕妇的患病率为 0.3%~0.5%，而孕龄女性肌瘤发病率为 10%~25%。值得注意的是，子宫肌瘤发生恶性变化的情况相对罕见，为 0.4%~0.8%。

💛 子宫肌瘤按照位置的分类有哪些 💛

子宫肌瘤，全称为"子宫平滑肌瘤（uterine leiomyoma）"，是一种由子宫平滑肌细胞异常增生形成的良性肿瘤。这种肿瘤通常包含少量的纤维结缔组织，并且是女性生殖系统中最常见的良性肿瘤类型。它主要发生在 30~50 岁的女性中，多无症状。按其生长位置分为浆膜下肌瘤、肌壁间肌瘤、黏膜下肌瘤、阔韧带肌瘤四种。

1. 子宫浆膜下肌瘤

向子宫浆膜面生长并突出、表面仅由浆膜覆盖的一种子宫肌瘤，占子宫肌瘤的 20%~30%。

2. 子宫肌壁间肌瘤

位于子宫肌层内、周围均被肌层包绕的最常见的一种子宫肌

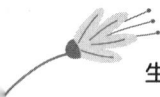

瘤，占子宫肌瘤的 60%~70%。

3. 子宫黏膜下肌瘤

向子宫黏膜面生长、突出于宫腔、表面仅由黏膜覆盖的一种子宫肌瘤，多为单个性，占子宫肌瘤的 10%~15%。

4. 子宫阔韧带肌瘤

位于宫体向侧旁生长至阔韧带前后叶之间的一种子宫浆膜下肌瘤。

♥ 子宫肌瘤对怀孕的影响包括什么 ♥

大部分患者无明显症状，但部分患者可能出现下腹坠胀、月经量增多、痛经等不适。对于大多数较小且位置较好的肌瘤，通常对怀孕影响不大。然而，子宫肌瘤也可能带来以下风险：压迫宫腔，增加流产及产后出血的风险；宫颈肌瘤梗阻产道导致难产，增加剖宫产的概率；子宫肌瘤占据宫腔，阻碍子宫内膜血流，降低受孕率等。

♥ 哪些子宫肌瘤需要切除 ♥

对于影响怀孕、直径超过 5cm 或存在恶变风险的子宫肌瘤，通常建议进行手术切除。是否需要手术及具体的手术方式应由专科医生根据患者的具体情况进行评估和决定。

♥ 子宫肌瘤手术后多久能怀孕 ♥

依据手术中子宫肌瘤的位置、大小等情况决定，一般建议避孕半年到一年。

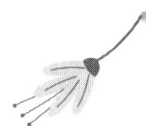

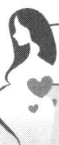

温馨提示

　　在剖宫产手术期间，通常不建议常规切除子宫肌瘤，以免增加额外的出血风险。

48 岁女性，月经正常，还能生孩子吗

在繁忙的门诊中，妇产科医生经常会遇到患者提出的"灵魂拷问"："我 48 岁了，月经正常，还能生孩子吗？可以安全怀孕吗？我会面临哪些挑战？"接下来，我们将从以下几个方面展开讨论。

♥ 高龄女性的生理、心理特点有哪些 ♥

1. 高龄女性的生殖内分泌特点

（1）卵巢储备功能与卵子质量下降：随着年龄增长，卵巢储备功能逐渐减弱，卵子质量也随之下降，这可能导致月经周期的变化及排卵障碍。

（2）子宫内环境和内膜容受性下降：高龄女性的子宫内膜容受性降低，表现为形态和功能上的改变，如胶原含量增加、雌孕激素受体减少及血流量减少，这些变化均会导致妊娠率和胚胎着床率下降。

2. 高龄女性患各科疾病的风险增加

（1）代谢与内分泌系统疾病风险增加：高龄女性更容易患上糖尿病，这可能引发多系统的损害甚至功能衰竭。此外，甲状腺

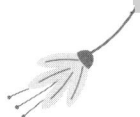

疾病的发病率也有所升高，包括甲状腺功能亢进、甲状腺功能减退、自身免疫性甲状腺炎及甲状腺癌等。同时，生殖内分泌相关疾病的发病率同样增加，例如异常子宫出血、排卵障碍和卵巢功能进一步下降等。

（2）自身免疫性疾病风险增加：随着年龄的增长，女性患自身免疫性疾病的风险也相应增加，如干燥综合征、抗磷脂综合征、未分化结缔组织病、系统性红斑狼疮和类风湿关节炎等。

（3）生殖系统疾病风险增加：高龄女性还面临着更高的生殖系统疾病风险，如子宫内膜异位症、子宫肌瘤、子宫颈上皮内瘤变（CIN）、宫颈癌及子宫腺肌病等。

3. 高龄女性的心理特点

高龄女性的心理健康可能存在一定的问题。妊娠和分娩促使妇女角色发生转换，身体和心理处于应激状态，对于并发症的恐惧心理使得她们过分担心妊娠的安全性。此外，高龄女性需要借助辅助生殖技术的比例增加，且可能经受反复多次助孕失败的打击。这些因素可能导致孕期焦虑和抑郁情绪，进而增加产科并发症的风险。

❤ 高龄对妊娠及分娩的影响 ❤

1. 高龄对受孕的影响

法国一项针对因无精症而采用供精人工授精助孕的健康女性的研究结果显示，随着年龄的增长，接受人工授精女性的妊娠率逐渐下降。经过 12 个人工授精周期治疗后，不同年龄段女性的

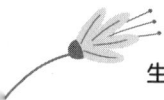

累积妊娠率分别为：＜31岁的女性为74%，31~35岁的女性降至62%，而＞35岁的女性则为54%。

2. 高龄对胎儿的影响

（1）染色体异常及胚胎畸形发生率增加：高龄女性的染色体异常及胚胎畸形的发生率有所上升。

（2）宫腔环境问题：人工流产或宫腔镜手术史可能引起宫腔粘连，影响后续妊娠。

（3）宫颈功能不全：宫颈疾病术后可能导致宫颈功能不全，增加较高的流产风险。

（4）妊娠并发症风险增加：妊娠合并糖尿病或自身免疫性疾病的女性有较高的流产和死胎风险。

（5）染色体异常及其他畸形的风险增高：高龄女性发生以唐氏综合征为代表的染色体异常及其他畸形的机会显著增加，因此进行产前诊断非常重要。

（6）胎儿生长受限等问题：高龄孕妇更容易出现胎儿生长受限及分娩出巨大儿、早产儿等情况。

3. 高龄女性产时及产后并发症风险增加

高龄女性在产时和产后将出现更多的并发症，如子宫破裂、羊水栓塞、产后出血、产后血栓形成等。

♥ 高龄女性"造人"建议 ♥

调整心态，释放心理压力；合理饮食，适当运动；完善孕前检查；积极试孕，酌情考虑辅助生殖技术。在必要时，我们将考虑采用第三代试管婴儿技术，以降低胎儿畸形的风险。孕期需要加强产前检查，严密监测母胎安全。

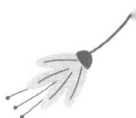

高龄女性生育确实存在一定的风险。若患者有生育意愿，仍可进行试孕，但应端正心态，正视可能遇到的风险而不轻易放弃。面对这一过程中的挑战，建议采取积极的态度，并在必要时寻求专业的医疗指导和支持。

笔记页

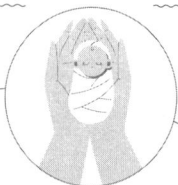

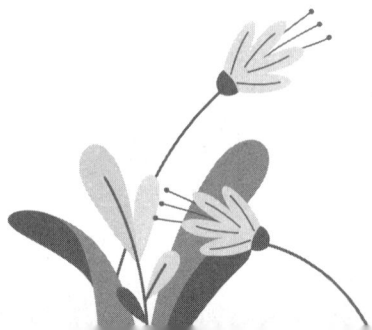